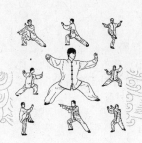

中医养生全书

中医运动养生

总主编 陈涤平

主 编 陈涤平

副主编 李文林 丁 娟 王亚丽 李志刚

东南大学出版社
SOUTHEAST UNIVERSITY PRESS

·南京·

内 容 提 要

本书从中医运动养生的内容及中国传统的运动方法入手,选择简单、易学、易行、效果好的锻炼方法给予详细介绍。读者在工作、生活的闲暇之余可利用这些方法进行运动。此外,本书还简单介绍了约 20 种常见疾病的中医运动防治方法,以便读者根据自身情况选择运动方法。本书简便、实用、可操作性强。本书由中医专家编写,科学性强。

本书可供各类人员阅读,还可作为健康保健师的培训教材。

图书在版编目(CIP)数据

中医养生全书 / 陈涤平主编. —南京 : 东南大学
出版社,2014.11
   ISBN　978 - 7 - 5641 - 5232 - 1

　Ⅰ. ①中… Ⅱ. ①陈… Ⅲ. ①养生(中医)—基本知
识 Ⅳ. ①R212

中国版本图书馆 CIP 数据核字(2014)第 229472 号

中医养生全书——中医运动养生

出版发行	东南大学出版社
出 版 人	江建中
社　　址	南京市四牌楼 2 号
邮　　编	210096
经　　销	江苏省新华书店
印　　刷	常州市武进第三印刷有限公司
开　　本	700 mm×1 000 mm　1/16
印　　张	48.75
字　　数	651 千字
版　　次	2014 年 11 月第 1 版　2014 年 11 月第 1 次印刷
书　　号	ISBN　978 - 7 - 5641 - 5232 - 1
定　　价	109.00 元

＊ 本社图书若有印装质量问题,请直接与营销部联系,电话:025—83791830。

《中医养生全书》编委会

主　任:陈涤平

副主任:曾　莉　李文林　陈仁寿　顾一煌

编委会成员(按姓氏笔画为序)

丁　娟　王亚丽　卞尧尧　王伟佳

冯全服　张　云　李文林　陈仁寿

李志刚　杨丽丽　张娅萍　陈涤平

杨　斓　房玉玲　顾一煌　高　雨

程　茜　曾　莉　曾　燕

该书是国家中医药管理局"中医药预防保健服务能力提升工程"项目资助成果之一；

该书是江苏省人民政府、国家中医药管理局共建南京中医药大学健康养生研究中心一期项目及江苏省中医药管理局资助项目建设成果之一；

该书是南京中医药大学中医养生学科(国家中医药管理局重点学科)建设成果之一。

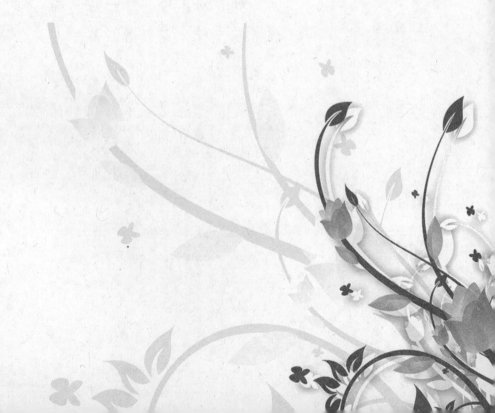

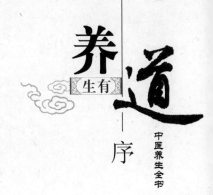
在漫长的人类历史发展过程中,健康与长寿一直是人们向往和追求的美好愿望。中国最早的一部诗歌总集《诗经》就已经频频出现"万寿无疆"、"绥我眉寿"、"寿考维祺"等祝辞式诗句。健康的身体是人类一切活动的动力源泉,所谓"天覆地载,万物悉备,莫贵于人"。如今,随着世界经济、文化、环境的变化以及世界人口老龄化的发展,人们对健康与长寿的渴求更加强烈。世界卫生组织提出"21世纪人人享有健康"全球卫生战略,也已把健康作为一项人权着重强调。那么,如何才能达到"身体、精神及社会生活中的完美状态"呢?数千年的中医养生文化以其独特的理论体系与丰富的临床经验为我们提供了可资汲取的宝贵经验。

目前,社会上掀起了一波又一波的"养生热",养生类书籍更是琳琅满目、林林总总,"中医世家"、"医学博士"等成为这类养生书籍的卖点。社会上流行的"养生热",把养生或等同于食疗,或等同于按摩,不一而足。更有甚者,名为"中医养生",而实际上和中医毫不相干。这一社会现象一方面使得"养生"与"中医"概念混淆,对传统中医文化产生了或多或少的不利影响。另一方面,恰恰体现出了将传统中医养生文化发扬光大的重要性与迫切性。所谓中医养生是指在中医理论指导下,探索和研究中国传统的颐养身心、增进健康、减少疾病、延年益寿的理论和方法,并用这种理论和方法指导人们保健

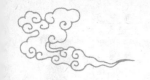

活动的实用科学。《素问·四气调神大论》曰："圣人不治已病治未病，不治已乱治未乱。""治未病"的实质就是"人人享有健康"，具有非常强烈的现代预防医学意味。以中医养生文化的"治未病"观念为核心，可以有效地提高人类的健康水平，有利于弘扬传统文化，符合当今世界医学的发展趋势。

"形而上者谓之道，形而下者谓之器"，《中医养生全书》以"中医养生之道"为中心，以中医养生理论为指导，突破了其他中医养生书只重视养生方法的局限。本书分为中医运动养生、中医药物养生、中医食物养生、中医经络养生、中医情志养生与中医美容养颜等6个分册，全面、系统、准确地阐述中医养生理论与方法。本书的编者深谙中医养生理论精髓，在编写上颇具匠心，语言表述极为规范。基于实用的目的，本书对中医养生的深邃理论、古奥的名词术语均以科普的形式予以通俗化处理，简单易懂，可操作性强。在内容编排上附有相应的精美插图，使读者在获得养生防病知识的同时，又获得了视觉上的美好享受。本书正本清源地向读者展示了中医养生文化的博大精深，可以"原汁原味"地满足广大读者对中医养生理论与方法的渴求。总而言之，本书科学、安全、有效的中医养生理论与方法必将进一步推动"中医热"的真正实现，为中医养生文化的传播起到促进作用。

"我命在我不在天"，人们的健康掌握在自己手里，《中医养生全书》就是为读者实现生命的自我管理提供了科学而有效的理论与方法。

闾仲瑛

2014 年 8 月

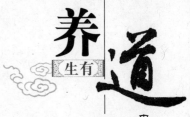

养生有道
中医养生全书

编者的话

中医养生学内容博大精深。它的理论与实践无不凝聚着中国式的哲学思维，渗透着天道与人道统一的观念。实践表明，中医养生学对于现代疾病的预防与已病防变方面显示出了巨大的优势。本书对中医养生之道、中医养生之法都作了细致入微的阐释，意求立体地呈现出中医养生文化的内涵与方法。

本书共分为六分册，包括中医运动养生、中医药物养生、中医食物养生、中医经络养生、中医情志养生与中医美容养颜。本书总主编为陈涤平教授，各分册主编、副主编如下：

《中医运动养生》主编陈涤平，副主编李文林、丁娟、王亚丽、李志刚。

《中医药物养生》主编曾莉、卞尧尧，副主编李文林、房玉玲、冯全服。

《中医食物养生》主编陈涤平，副主编卞尧尧、房玉玲、高雨、杨丽丽。

《中医经络养生》主编顾一煌、张云，副主编王伟佳、张娅萍、程茜、杨丽丽。

《中医情志养生》主编陈仁寿、高雨，副主编卞尧尧、张云、杨斓。

《中医美容养颜》主编李文林、程茜，副主编房玉玲、曾燕、高雨。

本书6个分册既有统一的风格，又保持了各自的特色。在本书的编写过程中，编者们尽了很大的努力，但是仍然不免有某些失误与欠缺，期望广大读者见谅。

另外，《中医养生全书》的出版问世，得到国家中医药管理局中医健康养生重点学科的资助，是南京中医药大学中医健康养生学科建设的系列成果之一。

最后，在本书即将付梓之际，谨向热情支持与帮助的专家、学者们深致谢忱。

《中医养生全书》编委会
2014 年 8 月

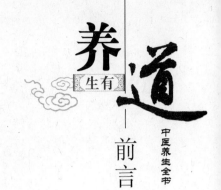

养生有道

中医养生全书

前言

　　从古至今,健康长寿是人类永恒追求的共同目标。随着人类科技的发展,生活水平的提高,人类生活、工作的压力越来越大。当今社会,越来越多的人忙于工作,忙于应酬,无暇顾及自己的健康,身心疲惫地辗转于工作和生活中,无形地透支着自己的健康。加之膳食结构的不合理,人类生活方式及生存环境的改变,诸如亚健康状态、富贵病、电脑病、肥胖等等各种疾病日益凸显。在现代科技高速发达的今天,现今的机械设备、发达的通信系统,如过分依靠汽车,广泛地使用家用电器等等,带给人们快捷、方便的同时,也使人们因缺乏运动而面临诸多健康问题。此时,我们更需要了解和掌握一定的养生保健知识,来提高我们的生活质量,达到身心健康、延年长寿的目的。

　　近些年来,随着国家对中医的重视、人们对健康的重视以及中医养生独特的方法及疗效,中医养生也逐渐被人们接受和信赖。运动养生作为中医养生的方法之一,具有方法简单易学、花费少或无花费,易于接受,不受时间、地点制约等特点,且有很好的养生保健的功效,是理想的养生方法。

　　为了便于推广、普及中医运动养生知识,让更多的人参与运动锻炼,本书从中医运动养生的内容及中国传统的运动方法入手,选择简单易学易行、效果好的锻炼方法,这些方法操作性强,读者在工作、生活的闲暇之余也可进行。此外,还扼要介绍了约20种常见疾病的运动防治方法,以便读者根据自身情况参考。希望每一位读者都能从中获益,进而健康长寿!

编　者

2014 年 8 月

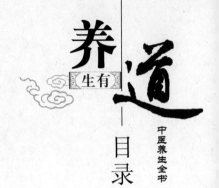

养生有道
中医养生全书

目录

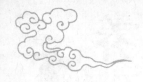

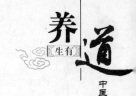

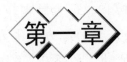 **认识中医运动养生**

"生命在于运动"这句格言是法国著名的思想家伏尔泰提出来的，一直受到人们的推崇与信赖。随着生活水平的提高，人们对生活质量、身心健康的要求日益提高，强身健体、益寿延年越来越成为人们追求的目标。运动锻炼在人类健康事业中有着举足轻重的意义。

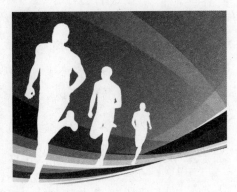

中医运动养生的起源与发展

中医运动养生历史悠久，文化底蕴深厚，道、儒、释三家对运动养生的形成与发展起到了重要的作用。《庄子·刻意》篇曰："吹呴呼吸，吐故纳新，熊经鸟申，为寿而已矣。此导引之士、养性之人，彭祖寿考者之所好也。"说明当时导引、吐纳等已经用来作为养生的方法，主张动静结合的运动方法。先秦杂家养生思想集中在《吕氏春秋》中，主张动以养形，认为"流水不腐，户枢不蠹"。《黄帝内经》提倡运动养生，认为"久坐"、"久卧"、"久立"等都对人体有害，应该"形劳而不倦"，强调"和于术数"。后汉三国名医华佗创编的"五禽戏"，开启了中国传统运动养生方法新的篇章。后世医家将运动养生用于防治疾病中，对其发展起到了重要的作用。

中医运动养生是伴随着儒、释、道、医、养生等理论发展起来的，其理

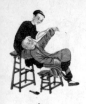
论与实践在漫长的历史长河中逐渐丰富。

✻ 起源（上古时期）

中国古代运动养生的起源可以追溯到远古时期。远古时期，人类为了适应大自然，求得生存，四处狩猎，狩猎活动使人类的智力和体力得到了很好的锻炼。在狩猎的同时，人类往往会模仿动物的跳跃、飞翔等动作而舞蹈，当然，这些舞蹈尚不能作为养生的行为。随着生产力水平的逐渐提高，人们开始学习并利用自然条件，舞蹈逐渐变为可以用来舒筋活络、宣导肢体的健身运动，这也是运动养生的萌芽。正如《吕氏春秋·古乐》中记载的："昔陶唐之始，阴多郁滞而湛积，水道壅塞，不行其原；民气郁阏而滞者，筋骨瑟缩不达，故作舞以宣导之。"这里就是将舞蹈用来宣导肢体、关节的阴湿邪气。这可以算是中医运动养生的起源。

✻ 奠基（春秋战国时期）

春秋战国时期，"诸子蜂起，百家争鸣"，产生了许多著名的学者及著作，对我国医学及养生学的形成和发展起到了巨大的促进作用，其中最为有代表性的是道家、儒家。

道家以老子、庄子为代表，崇尚自然，主张"自然无为"，提出"清静无为"、"返璞归真"的养生理论，《老子·十六章》有言："致虚极，守静笃。"但是道家的养生思想并不是否定动养，是以静为主，在静以养神的同时，动静结合。

儒家以孔子、孟子为代表，宣扬仁义礼乐之教，倡导"仁爱"、"中庸"等观念，并提出"仁者寿"的观点。儒家思想要求待人处事要不偏不倚，用"礼"来约束人们的行为准则，讲究练习六艺，其中的"射"艺不仅是一种运动项目，也是一种修身养性的方法。

尽管百家争鸣的运动养生思想已经上升到了理性认识，但并未完全与医学结合，只是为运动养生学说的形成奠定了基础。

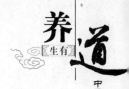

✳ 形成（秦汉隋唐时期）

秦汉隋唐时期，养生与医学日益结合，中医运动养生理论基本形成。《黄帝内经》的问世，是中医学史上的一个里程碑。它建立了养生的医学理论体系，奠定了养生学的理论基础，书中涉及导引、按跷、吐纳、冥想等方面的运动方法。《内经》主张"形劳而不倦"、"不妄劳作"，意思是人体需要运动，但是不可以过度地劳作或者运动，过度运动会损伤人体的精气，如《素问·举痛论》："劳则气耗……劳则喘息汗出，外内皆越，故气耗矣。"并提出"五劳之伤"，即《素问·宣明五气篇》："久视伤血、久卧伤气、久坐伤肉、久

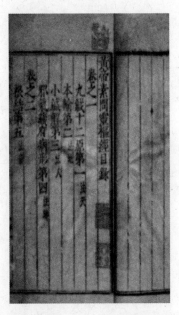

立伤骨、久行伤筋，是谓五劳所伤。"《内经》还主张动静结合、形神合一，强调在凝神、静思的基础上，调整呼吸，引挽肢体，动静结合，达到强身健体的养生目的。

秦汉隋唐时期不少医家对运动养生的发展起到了不可磨灭的贡献，如华佗、张仲景。华佗的养生主张积极的运动锻炼，《三国志·华佗》中说："人欲得劳动，但不当使极耳。动摇则谷气得消，血脉流通，病不得生，譬犹户枢不起是也"，他根据古代的导引术，模仿虎、鹿、熊、猿、鸟等禽兽的动作，编创了"五禽戏"，并流传至今。张仲景非常重视运动养生，如在他编撰的书《金匮要略》中说道："四肢才觉得重滞，即导引、吐纳、针灸、膏摩，勿令九窍闭塞"，这体现了仲景运用导引、按摩之类的方法进行预防疾病的养生思想。

两晋至隋唐时期，出现了一批养生著作，如葛洪的《抱朴子》、陶弘景的《养性延命录》、孙思邈的《千金要方》等。这些著作中都涉及运动养生。

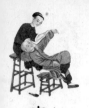
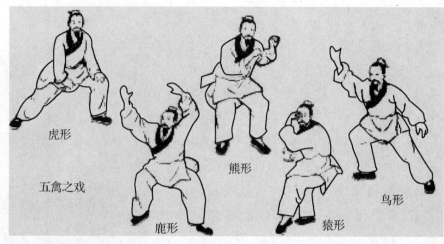

五禽之戏

虎形

熊形

鹿形　　猿形　　鸟形

葛洪重视导引吐纳之术，首次提出"胎息"功法，主张形体锻炼，要求呼吸吐纳与服石功夫共练。他在其著作《抱朴子》中首次提出了三个丹田的部位，后世静功修炼都以此三个丹田部位为标准部位。陶弘景是继葛洪之后道教养生代表人物之一，他编撰的《养性延命录》集南北朝以前的导引养生术之大成，对运动养生起到了积极的指导意义。书中提出了"吹、呼、嘻、呵、嘘、呬"六字诀，记载了华佗五禽戏的具体动作及各种动功及静功方法。

隋·巢元方所著《诸病源候论》收载了导引吐纳方法二百六十余种，根据不同病人的不同病症，灵活运用，采用相应的导引动作，从而起到防病治病的效果。孙思邈是唐代著名的医学家与道家，兼通佛典。孙思邈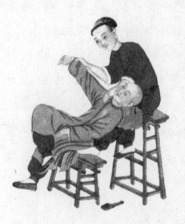在《备急千金要方·养性》一篇中写道："养性之道，常欲小劳，但莫大疲，及强所不堪耳。"他认为养生的重点是需要运动，但不能过度疲劳，应该适度锻炼。书中还详细介绍了"老子按摩法"、"天竺国婆罗门按摩法"、"彭祖调气法"等锻炼方法。秦汉隋唐时期，中医运动养生理论及方法都有了较大发展，已经初步形成了较为系统的中医运动养生学。

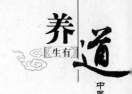

❋ 完善(宋元时期)

宋朝建立以后，随着经济与科技的进一步发展，政府对医学比较重视，专门建立了校正医书局，医学著作得以出版发行。因此，对医学史上的文献资料进行全面整理、研究达到了高潮。在此期间，也出现了大量的养生学资料，进一步完善了运动养生理论体系。

《圣济总录》将导引归入"治法"之中，并提出："善摄生者，惟能审万物出入之道，适阴阳升降之理，安养神气，完固形体，使贼邪不得入，寒暑不能袭，此导引之大要也。"书中还详细记载了"太上混元按摩法"、"咽津"、"服气"等方法，一些保健方法流传至今，如鸣天鼓、浴面、摩腹等。《医说》是由宋代医家张杲所撰，他非常重视养生，在书中提到"是以善养生者，谨起居，节饮食，导引关节，吐故纳新"。认为应该常常锻炼，提倡"小劳"，并介绍了"叩齿"、"摩面"等实用且简单的运动养生方法。宋元期间也对部分道家书籍进行了整理，其中不少内容是和运动养生相关，如《云笈七签》中的导引、气功、按摩等方法，对运动养生的研究具有重大的意义。

❋ 发展(明清时期)

明清时期许多著名的医学家都非常重视运动养生与中医的结合，拓展和丰富了中医治疗学的范围和内容，也使运动养生受到了社会的普遍重视。

这一时期的运动主要以动功为主，"八段锦"、"易筋经"和太极拳等都很流行；气功、导引与中医学结合，也形成了较为系统的运动养生理论。明代高濂编著的《遵生八笺》收录了"灵剑子导引法"、"陈希夷二十四节气导引坐功图势"等，这些功法多数与调节脏腑相合，在脏腑调养方面有重要的指导意义。冷谦所著的《修龄要旨》是一部气功专著，书中详细介绍了八段锦导引法、导引祛病法等，一些养生方法简单方便有效，如擦涌泉、闭息搓肾俞、举手扶胁、摩目搓耳等。

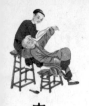

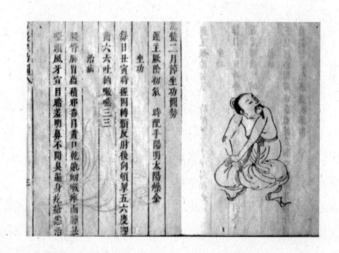

李梃在《医学入门》中具体阐发了静以养神、动以养形的辩证理论。方开《摩腹运气图考》指出："动静合宜，气血和畅，百病不生，乃得尽其天年"，养生不可过静过动。清代沈金鳌的《杂病源流犀烛》一书中，在许多病症之后都载有导引、气功、按摩等治疗方法，具有很高的使用价值。养生家曹庭栋也很重视动以养生，他在《老老恒言》一书中载有散步专论，并创立了老年人卧功、坐功、立功三项。他认为导引可以起到调节气血，疏通筋骨的作用。这一时期，中医运动养生已经得到了较大范围的发展和推广。

✱ 弘扬(近现代)

近代是中医运动养生的成熟期。在此期间，许多医学家、养生家、学者对导引、气功等中国传统运动养生方法有着较多的研究，如丁福保的《静坐法精义》，蒋维乔的《因是子静坐法》、《因是子静坐法续编》，席裕康所编的《内外功图说辑要》等，不论是动功或是静功都有一定的指导和启发作用。

新中国成立后到现在，随着国家对导引、武术等中国传统运动方法的重视，科技的发展，生活水平的提高及人们自身对生活质量要求的提高，运动养生也受到越来越多的关注。从对大批养生古籍的文献整理，养生专著的问世，养生产品的研发与运用，到养生学术交流活动的日益

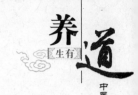

频繁,都说明了中医养生受到了各界的广泛重视。

中医运动养生方法尤其受到重视。养生家、医学专家等都对传统的运动养生方法如"易筋经"、"八段锦"、"五禽戏"、"太极拳"等方法进行了诸多的研究,如试验研究、临床研究、书籍整理,也做了健身方法的功法规范化及推广等,对于我国的运动养生的发展具有非常重要的意义。与此同时,培养了大批专业人才,还大力宣传和推广四种健身气功,不仅在我国掀起了健身热潮,也为我国传统健身功法的国际化推广与宣传做出了一定的贡献。

中医运动养生的特点

✿ 肢体运动为主,配合呼吸运动

早在《吕氏春秋·尽数》一书中就提到:"流水不腐,户枢不蠹,动也。形气亦然,形不动则精不流,精不流则气郁。"强调了运动的重要性。运动养生是自主性的运动,需要人体完全性的主动参与。配合呼吸是中国运动养生法中的一大特色,通过肢体运动、呼吸运动及意念的配合,可以调节阴阳气血,改善脏腑功能,从而达到"治未病"及"既病防变"的目的。

✿ 动静结合

动静结合,动以养形,静以养神是中医运动养生中的主要特点之一。动静是事物运动变化的两种不同的表现形式,人体的生命活动形式始终包括在动静活动之中,动静是人体生理、心理活动及生命活动的辩证统一。运动养生在运动形式上要求动静结合,即动功和静功相互配合。运动养生还要求在功法练习时要动静结合,即动中有静,静中有动。在身体进行肢体运动时,思想上要绝对的安静;在练习静功时,体内气血流畅,真气运行。

中医运动养生还强调动静适度,重视"小劳"之术。《黄帝内经》强调"不妄劳作",孙思邈提出"养性之道,常欲小劳",蒲虔贯在《保生要录》中

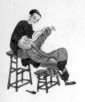

提出的"小劳之术",都强调不可过度运动,运动量不宜过大,可以动静结合,动中求静。

❋ 形神共养

形,指形体,即肌肉、血脉、筋骨、脏腑等组织器官;神,是指情志、思维、意识等心理活动现象,以及生命活动的全部外在表现。中医认为,形为神之宅,神为形之宅,形壮则神安,神全则形盛。形神共养,不仅要注意保持形体的健康,也要注意精神的摄养,二者相辅相成,使身体和心理能够得到全面的发展。中医运动养生通过调神、调息、调身等方法来调整精、气、神的统一,三者相互配合,达到形、神一致,使身体内外和谐,从而起到养生保健的功效。动与静的结合,形与神的兼养体现了中医运动养生的整体性及辩证的统一性。

❋ 与中医理论联系密切

中医运动养生是以中医理论为基础,结合儒释道发展起来的具有中医特色的运动养生方法,因此,与现代运动方法不同。中医运动养生与经络、阴阳五行、脏腑学说等的联系都较为密切。如在中国传统的运动项目中,通过对特定穴位的意守、拍打、点按等运动,或循经进行肢体运动,或循经进行意守活动等等,可以疏通气血、协调阴阳、通畅经络、增强脏腑,从而实现强身健体、延年益寿的养生目的。如经络学说认为"头为诸阳之会",手三阳与足三阳经在头面部交接,多为气血多聚之经。通过对头面部穴位的点按、拍打或循经进行活动,如梳头摩发、洗面、叩击头皮等简单的运动都可以达到疏通经络、运行气血等作用,达到美容养颜、强身健体的效果。如五字诀根据五行配属中的季节、脏腑、五音相配,通过发音能起到调节脏腑功能的作用。《遵生八笺》中有"四时调摄笺",分别从四季的脏腑调养来讲养生,如春属木,肝属木,春季是调养肝脏的有益时节,在进行导引养生时主要以养肝为主;夏属火,心属火,夏季进行导引是以养心为主,等等。此书中每个季节都有相对应的导引法,体现了五行学说的思想内涵。

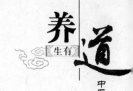
中医运动养生的原则

❋ 因人而异

人体因为年龄、体质、性别、职业等因素的影响，所选择的运动项目也不尽相同。年轻人、体质较强者应选择活动量大的运动方法，加强形神并练，达到延年益寿的目的；而平素体质较弱或年老者，应选择活动量小，增强脾胃功能的运动方法，来固本补虚，强身健体。

平和体质的人群运动重在持之以恒；气虚体质的人群多体瘦，肝火易亢，情绪急躁，应选择以练"意"为主的运动方式，适合做中小强度、间断性的身体锻炼，如太极拳、八段锦、气功等，锻炼时要注意控制出汗量；阳虚体质的人群多较怕寒，易受风寒侵袭，锻炼时要多注意保暖避寒，一般选择在阳光充足的上午锻炼，运动量不宜过大，不可大量出汗，可选择一些适当的短距离跑和跳跃运动；气虚体质的人群多少气懒言，运动的方式以养气、补气为主，慢跑、散步是较为适合的锻炼方法；痰湿体质的人群一般体型较为肥胖，易疲倦，一般选择中小强度较长时间的运动，如保健功、站桩功、跑步等。根据不同体质，选择不同的运动方式，达到"形神共养"的目的。

❋ 因时而异

中医认为人与自然是"天人合一"的关系，健康养生要遵循自然规律，即"道法自然"。《灵枢·本神》曰："智者之养生也，必顺四时而适寒暑，和喜怒而安居处，节阴阳而调刚柔。如是，则避邪不至，长生久视。"人处于天地之间，必须顺应自然的变化。时令的改变，运动养生的方法也应随之改变。春三月为发陈之季，应"夜卧早起，广步于庭，被发缓形，以使志生，生而勿杀，予而勿夺，赏而勿罚，此春气之应，养生之道也"（《素问·四气调神大论》）；夏三月为蕃秀之季，万物欣欣向荣，气温较高，此时应选择运动较为和缓的运动项目；秋三月为容平之季，既是收获

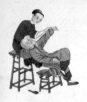

的季节,也是万物凋零的季节,易使人情绪不畅,此时应选择集体性的运动项目;冬季为闭藏之季,气温较低,此时应多选择室内运动项目。

✳ 因地而异

人处于自然环境中,必然受地理环境、气候环境的直接影响。地域不同,自然地理条件、气候环境和社会发展程度不同,所处的生活环境亦不同,人体所形成的基本性格和体质也不相同,对某种疾病的易感性也不相同。因此,运动养生要顺应地域的差异,积极主动地进行相适应的运动养生方法进行养生。如北方人多身材高大,性格豪爽,体质较壮,抵御邪气的能力较强,比较适合一些动功,或运动量较大的运动项目;而南方人身材较北方人矮些,且心思细腻,体质弱些,比较适合静功,或运动量稍小些的运动项目。当然也不能一概而论,需要结合个人具体的体质、身体状况来论。

✳ 循序渐进

在进行运动时,应根据自己身体的情况循序渐进地进行锻炼。功法要由易到难,量要由小到大,时间由短到长。要掌握运动量的大小,太小达不到锻炼的目的,过大则超过了人体的承受能力,反而使身体因过度运动而受损,因此,运动要循序渐进,切不可急于求成。

✳ 持之以恒

运动养生必须长期坚持不懈,才能起到养生保健的效果。运动对身体的养生防病效果往往需要一段时间的积累才能反映出来,其效果也随着运动进程而逐步显现。效果获得的时间也由人的体质、病情及运动方法的掌握程度不同而有差异,有的人锻炼十天就有效果,有的人半年才有效果。但无论效果如何,都应该坚持不懈,持之以恒,这样才能达到防治疾病、养生保健的目的。应该注意的是,持之以恒并非机械刻板,如若外部环境不适宜,或身体患急性疾病时不宜锻炼,则应暂停锻炼。

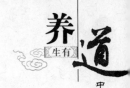

中国传统运动与现代体育运动的区别

❋ 中医运动养生的概念

养生，又称为摄生、道生、保生、养慎等，是用各种方法如食、情、动、静、药、灸等，来增强体质、预防疾病，从而达到延年益寿目的的方法。养生学是中医学重要的组成部分，它是以中医基本理论为指导，结合实践，探索人类生命规律，达到颐养身心、延年益寿目的的学科。

中医运动养生是中医养生学中具有中医特色的一个分支，是我国古代劳动人们经过长期的实践总结积累的一些行之有效的运动养生方法。数千年来，运动养生渗透了中华民族众多的思想文化，如哲学、中医理论、宗教、政治思想及社会习俗、身心修养等，这些文化思想对运动养生有着广泛的影响，在其形成与发展中起到了重要的作用。古代医家、养生家所说的导引、气功、吐纳等运动方式都是在中医运动养生范围内。

❋ 现代体育运动的概念

体育运动的历史可以追溯到远古时期，但"体育"一词却是近代才提出来的。现代学者认为，体育的概念有广义体育和狭义体育之分。广义的体育（亦称体育运动）指以身体练习为基本手段，以增强体质、促进人的全面发展、丰富社会文化生活和促进精神文明为目的的一种有意义的、有组织的社会活动。而狭义的体育（亦称体育教育）是教育的组成部分，是培养全面发展的人的一个

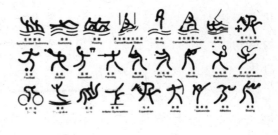

重要方面，是通过身体活动，增强体质，传授锻炼身体的知识、机能、技术，培养道德和意志品质的有目的、有计划的教育过程。现代体育运动主要包括竞技运动、群众体育、身体锻炼和学校体育四个方面。

第一章 认识中医运动养生

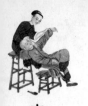

✳ 运动养生与现代体育运动的联系与区别

中医运动养生与现代体育运动既有联系,也有区别。这里从运动的目的、运动形式及种类、功效三个方面来认识中医运动养生与现代体育运动的区别与联系。

1. 目的

中医运动养生与现代体育运动的共同目的是促进身心健康,但两者的侧重点不同。

现代体育运动的重点在于"养形",在于追求人体各系统的生理功能的改善,以及外在的形体健美等,来实现增强体质的目的。如竞技类体育运动,其往往通过短时间的剧烈运动,使形体锻炼得以充分进行。

中医运动养生要求动静结合,形神共养。它不追求短期的剧烈运动,而是更加重视自我精神的调摄,即"调心",通过对精、气、神的锻炼,配合姿势、呼吸和意念的整体锻炼,来逐步达到身心俱健的目的。

2. 运动的形式与种类

现代体育运动按其强度及对人体的影响和作用分两类:一是有氧运动,指人体在氧气充分供应的情况下进行的体育锻炼,一般为低强度或中等强度的运动,也称耐力运动,具有持续时间长、强度低、有节奏等特点,可改善心肺功能,消耗脂肪,调节心理和精神状态。常见的有氧运动有慢跑、步行、骑自行车、游泳、跳舞等。二是无氧运动,指肌肉在"缺氧"状态下进行的高速剧烈的运动。这类运动一般是负荷强度高、瞬间性强的运动,持续的时间较短,是高强度的运动,如短跑、投掷、举重、跳高、拔河等。多数竞技类运动项目为无氧运动,一般不用于健身。因为人体在无氧状态下非常危险,会直接影响身体,尤其是脑部的缺氧,会出现头晕、头痛、呕吐等反应,严重的可出现意识障碍,甚至是死亡。不论是有氧运动还是无氧运动,运动的形式都是体格的锻炼,以动为主,静态的运动较少。

中医运动养生在古代没有统一的称呼。从其功用来讲，包括"调心"、"调息"、"调身"三个方面，但这三个环节又紧紧相扣，相互配合。从运动形式上来说，可分为动功和静功。古代的运动形式有吐纳、导引、运气、内功、服气、坐禅等诸多内容，一般动功以导引较多，而

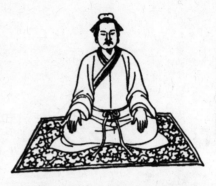

坐禅、服气、运气等可看作为静功。当然，动静之间并没有绝对的界限，所谓动中有静，静中有动，动静结合，一张一弛，构成了独具特色的运动方法。

3. 功效

体育运动通过运动锻炼使呼吸加快，耗氧量增加，心率加快，血压升高，加快身体新陈代谢；还可通过对身体的特定部位进行锻炼或专门性的训练，使机体按其要求发展。体育运动对于增强信心、培养稳定的情绪、提高智力等也具有巨大的推动作用。

中医运动养生一般是在入静（要求人体身心放松，摒除杂念）的状态下，配合呼吸进行全身协调性运动。这种运动可使机体耗氧量降低，心率减慢，血压降低，在整体上提高身体素质，与体育运动有着很大的不同。

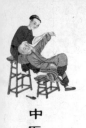

第二章 中医运动养生方法

太极拳

✳ 简介

太极拳是我国传统的运动项目之一,以《易经》哲学理论为指导思想,太极图圆柔连贯、阴阳合抱之势为运动养生原则。太极拳取名来源于《太极图说》:"无极而太极,太极动而生阳,静而生阴,一动一静,互为其根。"太极拳讲究外动内静,形体外动,意识内守,以静御动,从而达到动静结合、形神合一、阴阳平衡的目的。

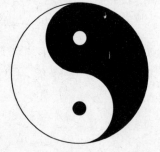

太极拳源远流长,流派众多,主要有陈氏、杨氏、武氏、吴氏和孙氏等五大流派,各流派又各有其特点。此外,国家体育局还根据各大流派的太极拳特点编制了简化的太极拳二十四式、四十八式太极拳等,以方便广大群众学习,也便于太极拳的传播。这里主要介绍简化的二十四式太极拳。

✳ 养生机理

太极拳要求"以意领气,以气运身",集意念、动作、呼吸于一体,动作和缓,如行云流水,能够达到很好的内敛精神、调节气机、疏通经络、行气活血的功效。

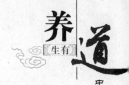

现代医学研究证实,打太极拳能提高人体心理健康水平,提高运动能力,增强机体的血液供应能力,提高血液的循环速度,增强血管的弹性。太极拳还可改善机体的新陈代谢,增强免疫力,增强呼吸能力,扩大肺活量。此外,打太极拳还可畅通经络,赔补正气,预防高血压、心脏病、脑卒中、慢性支气管炎、肺气肿、肥胖症、脊柱老年性退行性病变等疾病。

❋ 动作说明

太极拳练习一般不受地点限制,但最好的练习地址选择田野、河畔、公园、院落等安静和空气新鲜的场所,早晚为宜,最好在清晨。每日练习1～2次,每次1～2遍。

练拳时,应选择宽松的衣服,穿平底鞋,不佩戴首饰、手表等,全身要放松,姿势自然,呼吸均匀,精神专注,心情愉悦。

1. 起势

(1) 身体自然站立,两脚分开,与肩同宽,脚尖向前;两臂自然下垂,两手置于大腿外侧,目视前方。左脚向左分开,成开立步(图1、图2)。

(2) 两肩下沉,两肘松垂,两手指自然微屈,两臂缓慢向前平举,两手抬至与肩齐平,两手距离与肩同宽,掌心向下(图3、图4)。

(3) 上体保持正直,两腿缓慢屈膝下蹲;同时两臂随之下落,两掌轻轻下按,两肘下垂与两膝相对;目平视前方(图5)。

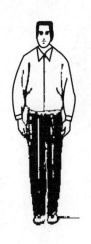 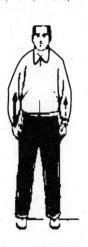 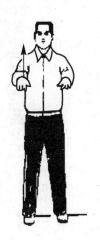

图1　　　　　图2　　　　　图3

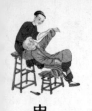

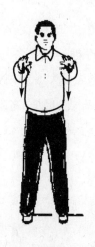
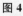

图 4

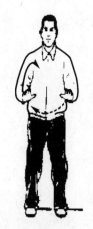

图 5

2. 左右野马分鬃

（1）上身微向右转，身体重心移至右腿上；同时右臂收在胸前平屈，掌心向下，左手经体前向右下划弧放在右手下，掌心向上，两手心相对成抱球状；左腿随即收到右脚内侧，左脚尖点地；眼看右手（图 6、图 7）。

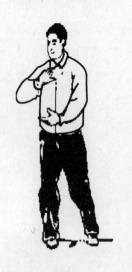

图 6

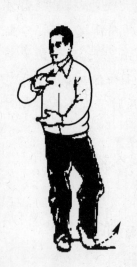

图 7

（2）上体稍向左转，左脚向左前方迈出并屈膝，右腿自然伸直，右脚跟后蹬，成左弓步；同时上体继续向左转，左右手随转体分别向左上、右

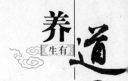

下慢慢分开，左手与眼齐平，左肘微屈，掌心斜向上；右手落在右髋旁，右肘微屈，掌心朝下，指尖向前；眼看左手（图8、图9）。

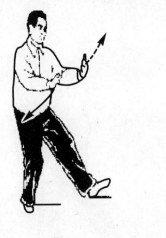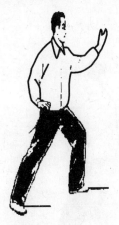

图8　　　　　　　　　　　图9

（3）上体慢慢后移，身体重心移至右腿上，左脚尖自然跷起，微向外撇，随后左脚掌慢慢踩实，左腿再慢慢前弓，身体左转，身体重心再移至左腿上；同时左手翻转，掌心向下，左臂收在胸前平屈，右手向左上划弧放在左手下，两手心相对成抱球状；右脚随即收到左脚内侧，右脚尖点地；眼看左手（图10、图11、图12）。

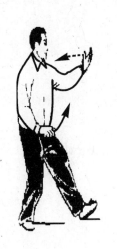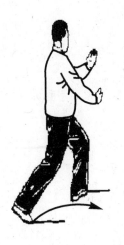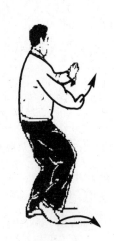

图10　　　　　　　　　图11　　　　　　　　　图12

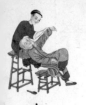
（4）右腿向右前方迈出成右弓步，左腿自然伸直；同时上体向右转，左右手随转体分别慢慢向左下、右上分开，右手高与眼齐平，右掌心斜向上，右肘微屈；左手落在左髋旁，左肘也微屈，左掌心向下，指尖向前；眼看右手（图13、图14）。

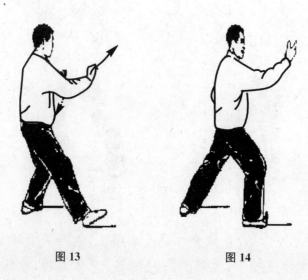

图13　　　　　　　　　　图14

左野马分鬃，与前几势相同，惟方向相反。

3. 白鹤亮翅

（1）上身微微向左转，左手翻掌向下，左臂平屈胸前，右手向左上划弧，右掌心转向上，与左手成抱球状，眼看左手；右脚向前跟进半步，上身后移，身体重心移至右腿上，上身稍向右转，面向右前方，眼看右手（图15）。

（2）左脚微向前移，脚尖点地，变成左虚步，同时，上身再微向左转，面向前方，两手随转体慢慢向右上、左下分开，右手上提停于右额前，右掌心朝左后方；左手落于左髋前，掌心朝下，指尖向前。目看前方（图16）。

势解："白鹤亮翅"这一套动作可以起到调理经脉上行、行气活血、止痛等作用，具有调理神经紧张、舒缓身心压力的功效，对于神经衰弱及痛症有一定的防治作用。

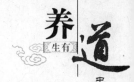

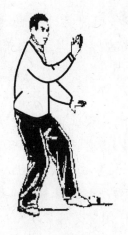
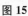

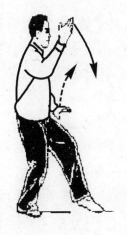

图 15   图 16

4. 左右搂膝拗步

左搂膝拗步

（1）右手从体前下落，由下经右髋侧后上方划弧至右肩外，手与耳齐平，掌心斜向上；左手由左下向上、向右划弧至右胸前，掌心斜朝下；同时上体先微向左再向右转；左脚收至右脚内侧，脚尖自然点地，眼看右手（图 17、图 18、图 19）。

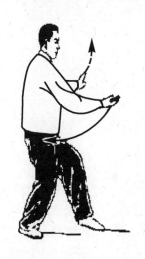

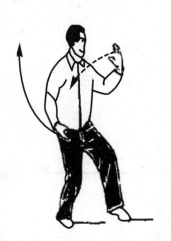

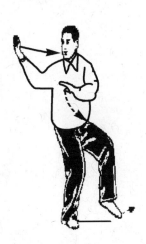

图 17   图 18   图 19

（2）上身左转，左脚向前迈出成左弓步，同时右手屈回由耳侧向前推出，右手与鼻齐平，掌心向前；左手向下由左膝前搂过，落于左髋旁，掌心向下，指尖朝前。眼看右手（图20）。

右搂膝坳步

（3）右腿慢慢屈膝，上身后移，重心移至右腿上，左脚尖跷起微朝外撇，随后脚掌慢慢踩实，左腿前弓，身体左转，身体重心再移至左腿上，右脚收到左脚内侧，脚尖点地；同时左手向外翻掌由左后向上划弧至右肩外侧，左肘微屈，手与耳齐平，掌心斜朝上；右手随转体向上、向左下划弧落于左腹前，掌心斜朝下。眼看左手（图21、图22、图23）。

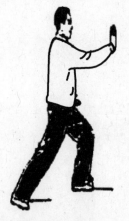

图20

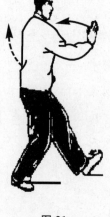

图21

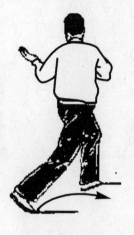

图22

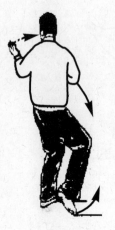

图23

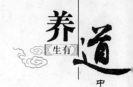

（4）势与（2）势动作相同，唯左右相反。

（5）势与（3）势动作相同，唯左右相反。

（6）势与（2）势动作相同。

势解："左右搂膝拗步"动作需要腰、脊、肩、膝、腿各个部位的配合运动，动作连贯，尤其突出了转腰、迈步的动作，通过对腰背部经络的刺激，可起到强身固肾的作用，对常见的腰背部疼痛、腰椎病等都有一定的防治作用。

5. 手挥琵琶

右脚跟进半步，上身后移，身体重心随之转至右腿上，上身半面向右转，左脚略提起稍向前移，变成左虚步，脚跟着地，脚尖跷起，膝部微屈；同时左手由左下向前上挑举，高与鼻齐平，掌心向右，肘微屈；右手收回放入在左肘内侧，掌心朝左；眼看左手（图24、图25）。

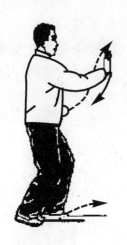 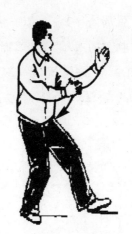

图24   图25

势解：这一动作能调理手太阴肺经和督脉，具有调理经络、益肺平喘的作用，对于虚寒哮喘和体虚引起的感冒、气管炎有一定的防治作用。

6. 左右倒卷肱

左倒卷肱

（1）上身右转，右手翻掌，掌心向上，经腹前由下向后上方划弧平

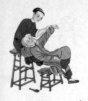

举,肘微屈,左手随即翻掌向上;视线随着向右转体先向右看,再转向前方看左手(图26、图27)。

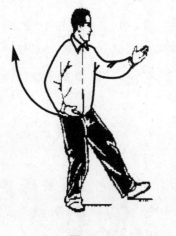

图26

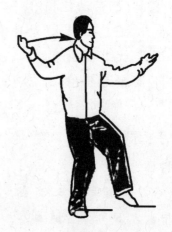

图27

(2)右臂屈肘折向前,右手经耳侧向前推,掌心向前,左臂屈肘后撤,掌心朝上,收至左肋外侧;同时上体左转,左腿轻轻提起向后退一步,脚掌先着地,然后全脚掌慢慢踩实,身体重心移到左腿上成右虚步,右脚随转体以脚掌为轴摆正。眼看右手(图28、图29)。

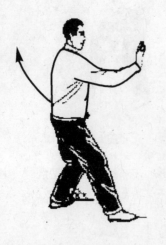

图28

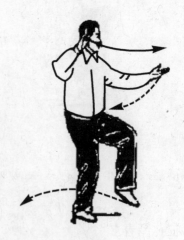

图29

右倒卷肱

（3）上体稍向左转，左手随转体向后上方划弧平举，掌心朝上，手与头齐平；右手随即翻掌，掌心朝上；眼随转体先向左看，再转向前方看右手（图30）。

（4）势与（2）势动作相同，唯左右相反。

（5）势与（3）势动作相同，唯左右相反。

（6）与（2）动作相同。

（7）与（3）动作相同。

（8）与（2）动作相同，唯左右相反。

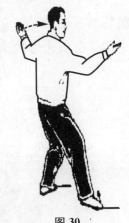

图30

势解："左右倒转肱"这一动作可以起到调节气血、舒经活络、理气行瘀的作用，具有改善腰背部血液循环、增强腰椎的灵活性和稳定性的功效，对于防止腰背部、腿部的疾病具有良好的效果，长期练习，可以达到"强腰固肾"的效果。

7. 左揽雀尾

（1）上身微向右转，同时右手随转体向后上方划弧平举，掌心朝上，手与头齐平；左手放松，掌心向上，眼看左手（图31）。

（2）身体继续向右转，左手自然下落逐渐翻掌经腹前划弧至右肋前，掌心向上；右臂屈肘，手心转向下，收至右胸前，两手相对成抱球状；同时身体重心落在右腿上，左脚收到右脚内侧，左脚尖点地；眼看右手（图32、图33）。

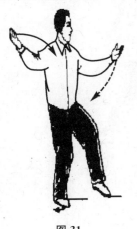

图31

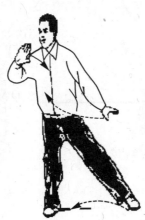

图32

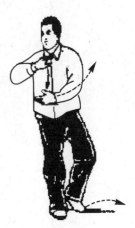

图33

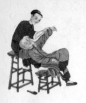

（3）上身微向左转，左脚向左前方迈出，上身继续左转，左腿屈膝，右腿自然蹬直，成左弓步；同时左臂向左前方推出，与肩齐平，掌心向后；右手向右下落放于右髋旁，掌心向下，指尖向前。眼看左前臂（图34、图35）。

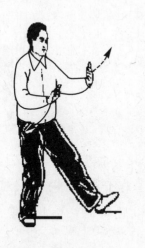
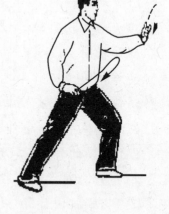

图34　　　　　　　　　　图35

（4）上身稍向左转，左手随即前伸翻掌向下，右手翻掌向上，经腹前向上、向前伸至左前臂下方；然后上身向右转，两手经腹前向右后上方划弧下捋，直至右手掌心向上，与肩齐平，左臂平屈于胸前，掌心朝后；同时，身体重心移至右腿上。眼看右手（图36、图37）。

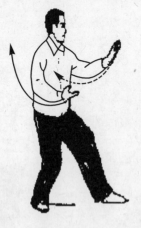
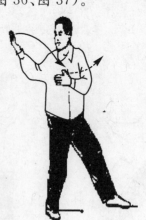

图36　　　　　　　　　　图37

（5）上体稍向左转,右臂屈肘收回,右手置于左手腕内侧,左手掌向内,右手掌向外,双手同时慢慢向前挤出,左前臂要保持半圆形;同时身体重心渐渐前移成左弓步,眼看左手腕部(图38、图39)。

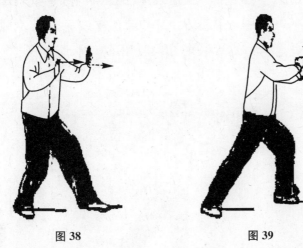

图38　　　　　　　　　　图39

（6）左手翻掌,掌心向下,右手经左腕上方向前右方伸出,高与左手齐平,掌心向下,两手左右分开,与肩同宽;然后重心后移,右腿屈膝,上身慢慢后坐,身体重心移至右腿上,左脚尖自然跷起;同时两手屈肘回收至腹前,掌心均向前下方,眼向前平视(图40、图41)。

（7）上式不停,身体重心缓慢前移,右腿自然蹬直,左腿前弓成左弓步;同时两手向前上推按,掌心向前,指尖向上,两手高与肩齐平;眼平视前方(图42)。

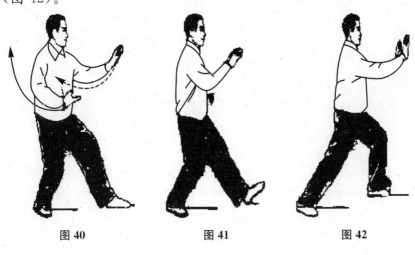

图40　　　　　　　图41　　　　　　　图42

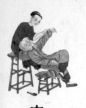
8. 右揽雀尾

（1）上身右转，身体重心移至右腿上，左脚尖内扣；右手向右平行划弧至右侧，然后由右下经腹前向左上划弧至左肋前，掌心朝上；左臂平屈胸前，左掌心朝下与右手成抱球状；同时身体重心再移至左腿上，右脚收至左脚内侧，脚尖着地；眼看左手（图43、图44、图45）。

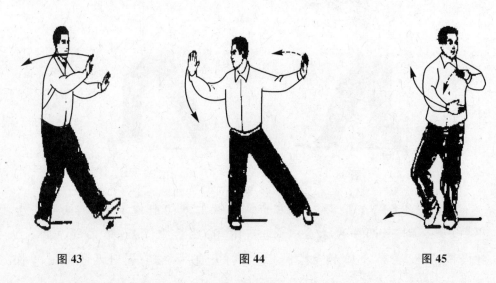

图43　　　　　　　　　　图44　　　　　　　　　　图45

（2）同"左揽雀尾"（3），唯左右相反。

（3）同"左揽雀尾"（4），唯左右相反。

（4）同"左揽雀尾"（5），唯左右相反。

（5）同"左揽雀尾"（6），唯左右相反。

（6）同"左揽雀尾"（7），唯左右相反。

势解："左揽雀尾，右揽雀尾"这套动作中两手的抱球、上下的动作有利于三阴三阳经脉的贯通，引导人体元气上行达头部，下行达四肢，对防止关节疼痛有良好的效果，对于心肺两脏的气血调节也有较好的作用。

9. 单鞭

（1）上身后坐，身体重心逐渐移至左腿上，右脚尖内扣，同时上身左转，两手左高右低向左弧形运转，直至左臂平举于身体左侧，掌心朝左，右手经腹前运至左肋前，掌心朝后上方，眼看左手（图46）。

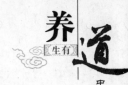

（2）上身右转，身体重心重回至右腿上，左脚向右脚靠拢，脚尖点地；同时，右手向右上方划弧，掌心由里转向外，至右侧方时变勾手，臂与肩齐平，左手向下经腹前向右上划弧停于右肩前，掌心向内，眼看左手（图47）。

（3）上身微向左转，左脚向左前侧方迈出，右脚跟自然后蹬变成左弓步，在身体重心移向左腿的同时，左手随上体的继续左转慢慢翻转向前推出，掌心向前，手指高与眼齐平，左臂微屈，眼看左手（图48）。

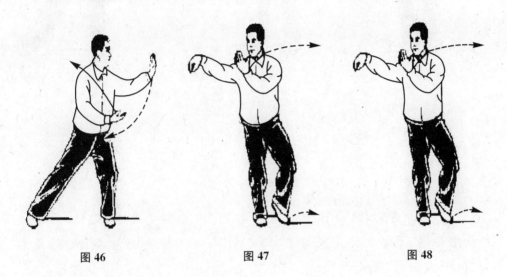

图46　　　　　　图47　　　　　　图48

10. 云手

（1）身体重心移至右腿上，身体渐向右转，左脚尖内扣；左手经腹前向右上划弧至右肩前，手心斜朝后，同时右手变掌，掌心向右前，眼看左手（图49）。

（2）上身渐渐左转，身体重心随之逐渐左移；右手由右下经腹前向左上划弧至左肩前，掌心斜向后；左手由脸前向左侧运转，掌心渐渐转向左方；同时右脚靠近左脚，成小开立步，眼看右手（图50）。

（3）上身再向右转，同时左手经腹前向右上划弧至右肩前，掌心斜向后；右手向右侧运转，掌心翻转向右；随即左腿向左横跨一步。眼看左手（图51）。

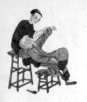

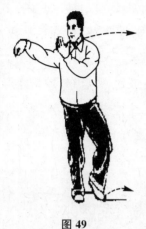

图 49

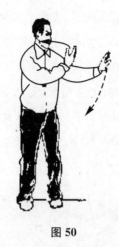

图 50

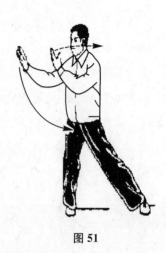

图 51

（4）与动作（2）同。

（5）与动作（3）同。

（6）与动作（2）同。

11. 单鞭

（1）上身向右转，身体重心落在右腿上，左脚尖点地；同时，右手随之向右运转，至右侧方变成勾手，勾尖向下；左手经腹前向右上划弧至右肩前，手心向内，眼看左手（图52）。

（2）上身微向左转，左脚向左前侧方迈出，右脚跟自然后蹬，成左弓步；在身体重心移向左腿的同时，上体继续左转，左掌慢慢翻转向前推出，左腕与肩齐平，眼看左手（图53）。

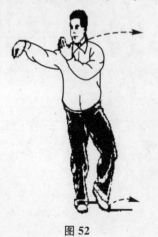

图 52

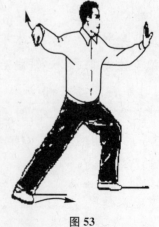

图 53

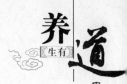

势解:"单鞭"、"云手"这几势动作以手足的协调运动为主,贯通手足三阳经脉,形成手阳明与足阳明的表里循环,对于胃肠疾病的防治具有一定的作用。

12. 高探马

(1)右脚跟进半步,身体重心逐渐后移至右腿上;右手变成掌,两掌心翻转向上,两肘均微屈;同时身体微向右转,左转脚跟渐提起,眼看左前方(图54)。

(2)上身稍向左转,右掌经右耳旁向前推出,掌心向前,手指与眼同高;左手收至左侧腰前,掌心向上;同时左脚微向前移,脚尖点地,成左虚步,眼看右手(图55)。

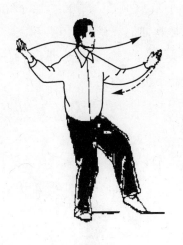

图 54

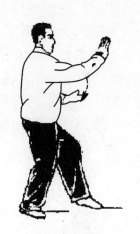

图 55

13. 右蹬脚

(1)左手前伸至右手腕背面,两手交叉,随即向两侧分开并向下划弧,掌心斜向下;同时,左脚提起向左前侧方迈出;身体重心前移,右腿自然蹬直,成左弓步;眼看前方(图56、图57)。

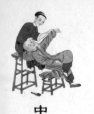

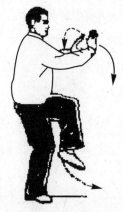

图 56

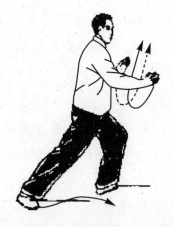

图 57

（2）两手由外圈向里圈划弧，两手在腹前交合相抱，右手在外，掌心均向后；同时右脚向左脚靠拢，脚尖点地，眼看右前方（图58）。

（3）两臂左右划弧分开平举，肘部微屈，掌心均向外；同时右腿屈膝提起，右脚向右前方慢慢蹬出；眼看右手（图59）。

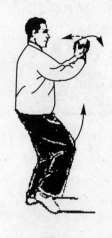

图 58

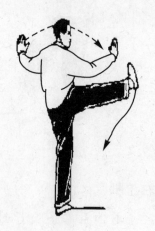

图 59

14. 双峰贯耳

（1）右腿收回，屈膝平举，小腿下垂，脚尖自然下垂，左手由后向上、向前上落至体前，两掌心均翻转向上，两手同时向下划弧分落于右膝盖两侧。眼看前方（图60）。

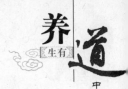
（2）右脚向右前方落下，身体重心渐渐前移，右腿屈弓，左腿自然蹬直，成右弓步；同时两手下落，慢慢变拳，分别从两侧向上、向前划弧至面部前方，呈钳形状，两拳相对，高与目齐平，拳眼都斜向内下；眼看右拳（图61、图62）。

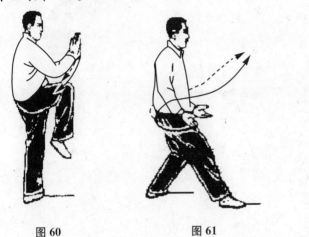

图60　　　　　　　　　图61

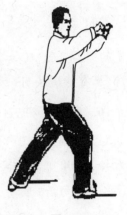

图62

15. 转身左蹬脚

（1）左腿屈膝后坐，身体重心移至左腿上，上身左转，右脚尖内扣；同时两拳变掌，由前向左右划弧分开平举，掌心向前；眼看左手（图63）。

（2）右腿屈膝，身体重心再移至右腿上，左脚收到右脚内侧，脚尖点地；同时两手继续下落，由外圈向里圈划弧后抱于胸前，左手在外，掌心均向后；眼看左方（图64）。

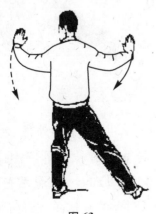

图63

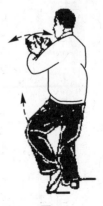

图64

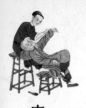
（3）两臂左右划弧分开平举，肘微屈，掌心均向外；同时左腿屈膝提起，左脚向左前方慢慢蹬出；眼看左手（图65）。

势解：这套动作以"高探马"、"双峰贯耳"及"左右蹬腿"几个动作组成。"高探马"以左右掌引经气从右耳旁上行，有利于少阳阳明经气的贯通，而"双峰贯耳"又可引头目浊气下行，具有清理头目，防治五官疾病的作用。

16. 左下势独立

（1）左腿收回平屈，脚尖自然下垂，上身右转；右掌变成勾手，勾尖向下，左掌向上、向右划弧下落，立于右肩前，掌心斜向后；眼看右手（图66）。

（2）右腿慢慢屈膝下蹲，左腿由内向左侧伸出，成左仆步；左手下落，向左下顺左腿内侧向前穿出，掌心向外；眼看左手（图67）。

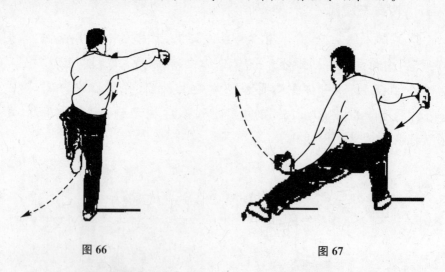

图65

图66

图67

（3）身体重心前移，以左脚跟为轴，脚尖尽量向外撇，左腿前弓，右腿自然后蹬，右脚尖内扣，上身微向左转并向前转身；同时左臂继续向前伸出，手掌上挑，掌心向右，右勾手下落，勾尖向后，眼看左手（图68）。

（4）右腿慢慢提起平屈，脚尖自然下垂，成左独立式；同时右勾手变成掌,并由后下方顺右腿外侧向前弧形摆出,屈臂立于右腿上方,肘与膝相对,掌心向左;左手落于左髋旁,掌心向下,指尖向前;眼看右手(图 69)。

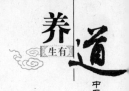
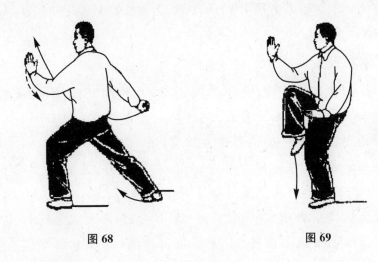

图 68

图 69

17. 右下势独立

(1) 右脚落于左脚前,前脚掌着地,然后左脚前掌为轴,脚跟转动,身体随之左转;同时左手向后平举变成勾手,右掌随着转体向左侧划弧于左肩前,掌心斜向后,指尖朝上;眼看左手(图 70、图 71)。

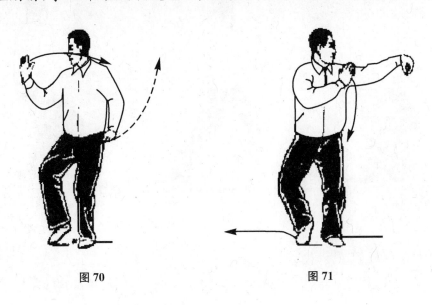

图 70

图 71

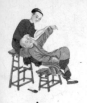
(2)、(3)、(4)动作同"左下势独立",唯左右相反。

势解:此套动作以单足独立的方式引气上行,具有提升和补益足三阴经的作用,尤其是足少阴肾经和足厥阴肝经的补益作用,常用于肾虚腰痛和肝病的防治。

18. 左右穿梭

(1)身体重心稍前移,身体微向左转,左脚向前落地,脚尖外撇,右脚跟离地,两脚屈膝成半坐盘式;同时两手在左胸前成抱球状;然后右脚收到左脚的内侧,脚尖点地;眼看左前臂(图72)。

(2)身体右转,右脚向右前方迈出,屈膝前弓,左腿自然蹬直,成右弓步;同时右手由脸前向上举并翻掌停于右额前,掌心斜向上;左手先向左下再经体前向前推出,高与鼻齐平,掌心向前;眼看左手(图73)。

(3)身体重心略向后移,右脚尖稍向外撇,随即身体重心再移至右腿,左脚收于右脚内侧,脚尖点地;同时两手在右胸前成抱球状;眼看右前臂(图74)。

(4)同动作(2),唯左右相反。

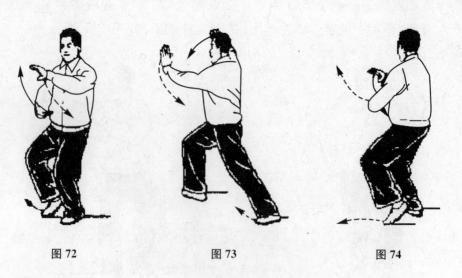

图72　　　　　　　　图73　　　　　　　　图74

19. 海底针

右脚向前跟进半步,身体重心移至右腿上,左脚稍向前移,脚尖点

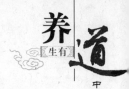

地,成左虚步;同时身体稍向右转,右手下落经体前向后、向上提至肩侧耳旁,再随身体左转,由右耳旁斜向前下方插出,掌心向左,指尖斜向下;同时,左手向前、向下划弧落于左髋旁,掌心向下,指尖向前;眼看前下方(图75、图76)。

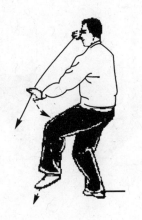
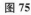

图 75

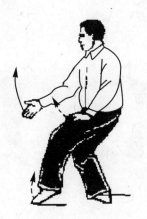

图 76

20. 闪通臂

上体稍向右转,左脚向前迈出,右腿自然蹬直,屈膝弓腿成左弓步;同时右手由体前上提屈臂上举,停于右额前上方,掌心翻转斜向上,拇指朝下;左手上起经胸前向前推出,高与鼻齐平,掌心向前;眼看左手(图77)。

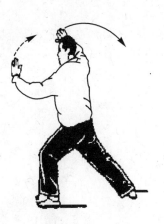

势解:"左右穿梭"、"海底针"与"闪通臂"这几个左右联合起来可以起到调理气机、导气通络的作用,对于防止便秘具有一定的作用。

21. 转身搬拦捶

(1) 身体重心移至右腿上,左脚尖内扣,身体向

图 77

右后转,然后身体垂心再移至左腿上;同时,右手随着转体向右、向下变拳后经腹前划弧至左肋旁,拳心向下;左掌上举于左额前上方,掌心斜向上;眼看前方(图78、图79)。

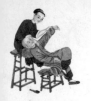

（2）身体向右转体，右拳经胸前向前翻转撇出，拳心向上；左手落于左髋旁，指尖向前，掌心向下；同时右脚收回后，随即向前迈出，脚尖向外撇。眼看右拳（图80）。

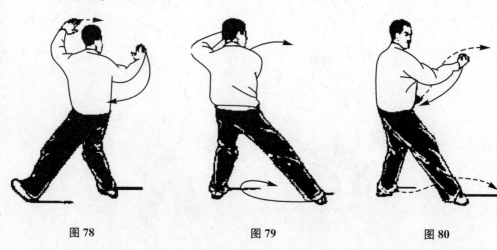

图78　　　　　　　　　图79　　　　　　　　　图80

（3）身体重心移至右腿上，左脚向前迈出一步；同时左手经左侧向前上划弧推出，掌心向前下方，右拳向右划弧收到右腰旁，拳心向上。眼看左手（图81）。

（4）左腿前弓或左弓步，同时右拳向前打出，拳眼向上，高与胸平。左手附于右前臂近内侧，目视右拳（图82）。

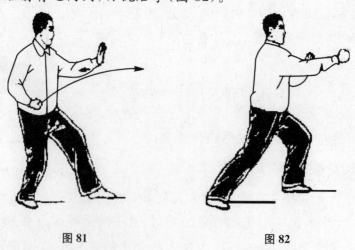

图81　　　　　　　　　图82

势解：本套动作注重腰腹部的运动，具有益肾补肝、行气开郁的功效,对于妇女月经不调等生殖系统疾病具有一定的防治作用。

22. 如封似闭

(1) 左手由右腕下向前伸出,右拳变掌,两手掌心逐渐翻转向上并慢慢分开回收;同时身体后坐,左脚尖跷起,身体重心移至右腿上;目视前方(图83)。

(2) 两手在胸前翻掌,向下经腹前再向前上推出,腕部与肩齐平,掌心向前;同时左腿前弓,右腿自然蹬直,成左弓步;目视前方(图84)。

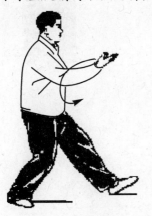
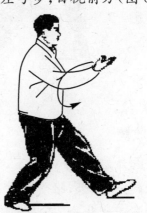

图83　　　　　　　　　　　　　　图84

23. 十字手

(1) 屈膝后坐,身体重心移向右腿,左脚尖内扣,向右转体;右手随着转体动作向右平摆划弧,与左手成两臂侧平举,掌心向前,肘部微屈;同时右脚尖随着转体稍向外撇,成右弓步;眼看右手(图85)。

(2) 身体重心慢慢移到左腿上,右脚尖内扣,随即向左收回,两脚距离与肩同宽,两腿逐渐蹬直,成开立步,身体重心逐渐移至两腿中间;同时两手向下经腹前向上划弧交叉,举抱于胸前,两臂撑圆,腕高与肩平,右手在外,成十字手,掌心均向内,眼看前方(图86)。

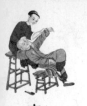

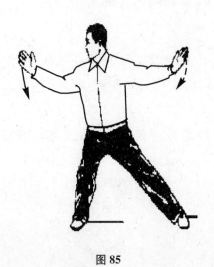

图 85

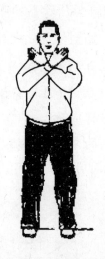

图 86

24. 收势

两手向外翻掌，手心向下，两臂慢慢下落，放于身体两侧；头微上顶，松肩垂肘，自然呼吸，眼看前方；

左脚收于右脚旁，两脚并拢，脚尖向前，眼看前方。

八段锦

✳ 简介

八段锦，即八段不同的动作，古人认为这八段动作美如锦绣，故称为八段锦。八段锦一词最早出现于宋·洪迈所撰的《夷坚志·夷坚乙志·卷第九》中："政和七年，李似矩为起居郎……尝以夜半时起坐，嘘吸按摩，行所谓八段锦者。"八段锦有立势和坐势之分，在许多著作中都有记载。清·高濂所著《遵生八笺》中有"坐势八段锦"。立势八段锦最早见于南宋·曾慥所著《道枢·众妙篇》："仰掌上举以治三焦者也；左肝右肺如射雕焉；东西独托，所以安其脾胃矣……左右手以攀其足，所以治其腰矣。"立势八段锦到了明清时期发展较快。清末《新出保身图说·八段

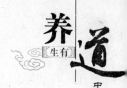

锦》首次以"八段锦"为名,并配有图像、歌诀,其动作简单易学,健身效果好,以致立势八段锦的动作就被固定下来。

八段锦在我国民间流传非常广泛,从宋代流传到现代,演变出多种流派,有坐式八段锦、站式八段锦、十二段锦、床功八段锦等等,内容丰富,各有特色。这里我们主要介绍站式八段锦的详细内容。

✳ 养生机理

从歌诀可以看出,八段锦是针对脏腑、病症的一类健身功法,每一节动作都具有针对性的锻炼。八段锦动作简单,功效全面,有通经脉、调气血、养脏腑的功效。现代医学研究证明,八段锦能改善和调整神经系统功能,改善血液循环,促进肺的呼吸和气体交换,提高消化系统的功能,提高人体的抵抗力;同时对腰背、骨骼也有良好的作用,能加强臂力和下肢的肌力,发达胸部的肌肉,尤适合于中老年人及肌肉不发达或身姿不正的青少年锻炼。

✳ 动作说明

在进行八段锦动作练习时,要求动作准确,思想集中,呼吸均匀,强度要适中。一般每天练习整套动作1～2次,以微微出汗为宜。

预备式

动作一:两脚并步自然站立;两臂自然垂于体侧;自然呼吸,眼看前方。

动作二:随着松腰沉髋,身体重心移至右腿上,左脚向左侧开步,与肩同宽,脚尖向前,眼看前方。

动作三:两臂缓缓分别从身体两侧向体前摆起,两臂内旋,约与髋同高,掌心向后;两膝稍屈;两臂外旋,向前合抱于腹前呈圆弧形,约与脐同高,掌心向内,指尖相对;眼看前方。

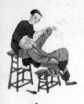

第一式　两手托天理三焦

动作一:接上式。两臂外旋微下落,两掌五指分开在腹前交叉,掌心向上,两腿缓缓挺膝伸直;同时,两掌上托至胸前,随之两臂内旋向上托起,掌心向上;缓慢抬头,眼看两掌。

动作二:上动不停。两臂继续上托,肘关节伸直;同时,头缓慢恢复原位,下颌内收,动作略停;眼看前方(图1)。

动作三:身体重心慢慢下降,两腿膝关节微屈;同时,十指慢慢分开,两臂分别向身体两侧缓慢下落,两掌捧于腹前,掌心向上,眼看前方。

呼吸:配合上举时吸气,下落时呼气。

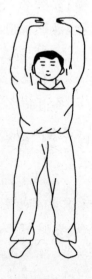

图1

做此托举、下落动作为一遍,共做六遍。

势解:双手托天的动作可以拉伸身体,使"三焦"通畅、气血调和。

通过对脊柱、上肢及其周围的肌肉、韧带等软组织的拉伸,可以调整脊柱,刺激内脏神经,对于颈肩部疾病有一定的防治作用;加之配合呼吸,胸廓得以扩张,增加了肺的通气量和心脏的血液灌注量,可增强心肺功能。

第二式　左右开弓似射雕

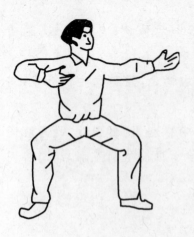

图2

动作一:接上式。身体重心右移;左脚向左侧横开一步站立,两膝关节自然伸直;同时,两掌向上于胸前处交叉,左掌在外,两掌心向内;眼看前方。

动作二:两腿缓慢屈膝,身体下蹲成马步;同时,右掌屈指成"爪",向右拉至与右乳同高;左掌成八字掌,食指与大拇指撑圆,其他三指弯曲,向左侧推出,与肩同高,掌心向左,犹如拉弓射箭之势;动作略停;视线随左手食指运动方向凝视着左方(图2)。

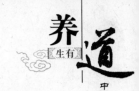

动作三：身体重心右移；同时，右手五指伸开成掌，向右上划弧，与肩同高，指尖朝上，掌心斜向前；左手指伸开成掌，掌心斜向后；眼看右掌。重心继续右移；左脚回收成站立姿势；同时，两掌分别从两侧下落，捧于腹前，指尖相对，掌心向上；眼看前方。

以下动作同上，唯方向相反。

呼吸：拉弓时配合吸气，放松时配合呼气。

本式一左一右为一遍，共做三遍。

第三遍最后一动时，身体重心继续左移；右脚回收，成站立姿势，两膝微屈；同时，两掌分别由两侧下落，捧于腹前，指尖相对，掌心向上；眼看前方。

势解：此动作可刺激手三阴三阳经脉，调节肺经等经脉之气，同时还可刺激督脉和背部俞穴，宣通经气，调理上焦心肺。

此动作可增加上臂的肌肉力量，提高手腕关节的灵活性，增强下肢力量，提高身体的平衡和协调能力，可有效地防治肩、颈部疾病，同时还可矫正驼背等不良姿势。

第三式　调理脾胃须单举

动作一：两腿缓缓伸直；同时，左掌上举至头部，左臂外旋上穿经面前，翻转掌心向上，掌指向右，肘关节微屈，力达掌根；同时，右掌微上托，随之臂内旋下按至右髋旁翻掌，掌心向下，肘关节微屈，力达掌根，五指向前，动作略停；眼看前方（图3）。

动作二：身体重心缓缓下降，两膝微屈；同时，左臂屈肘外旋，左掌经面前下落于腹前，掌心向上；右臂外旋，右掌向上捧于腹前，两掌指尖相对，掌心向上；眼看前方。

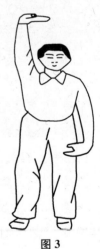

图3

以下动作相同，唯左右相反。

本式一左一右为一遍，共做三遍。

第三遍最后一动时，两腿膝关节微屈；同时，右臂屈肘，右掌下按于

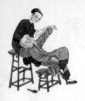

干右髋旁,掌心向下,掌指向前;目视前方。

势解:本式通过左右手的上托下按,形成对拉拔长之势,可有效刺激胸腹、腰部部相关经络及俞穴,起到调理脾胃及脏腑经络的功效。

此式还可牵拉腹腔,对腹部内脏起到按摩的作用,有益于消化系统,能增强胃肠蠕动,提高消化吸收的功能。

长期坐位工作之人,加之运动量较少,双肩及颈背部较容易紧张,长期容易导致脾胃之气积滞。通过此动作的长期练习,达到松筋通络、行气活血之效,可有效防治肩颈疾病。

第四式　五劳七伤往后瞧

动作一:两腿慢慢挺膝伸直;同时,两臂伸直,掌心向后,指尖向下,眼看前方。然后,两臂充分外旋,掌心向外;头向左后转,稍停片刻;眼看左斜后方(图4)。

动作二:身体重心缓缓下降;两腿膝关节微屈;同时,两臂内旋按于两髋旁,掌心向下,指尖向前;眼看前方。

再做头向右转动作。左右动作互换,交替进行。

一左一右为一遍,共做三遍。

呼吸:往后瞧时吸气,到头快转到极处时自然停止吸气,稍停片刻,头往回转时缓慢放松呼气。

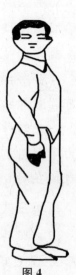

图4

最后一遍动作,两腿膝关节微屈;同时,两掌捧于腹前,掌心向上,指尖相对;眼看前方。

势解:本式通过转头动作,可刺激颈部大椎穴,大椎穴又称百劳穴,此穴是手足三阳经及督脉共同的会穴,对头部的有关疾病、情志疾病及寒热等都有着重要的调节作用。因此,通过往后瞧对大椎穴的刺激,可以使身心得到有效的调节,起到身心舒畅、气血通畅、安神清脑的作用;还可以改善脑部血液循环,有助于中枢神经系统疲劳的缓解。

第五式　摇头摆尾去心火

动作一:接上式。身体重心慢慢左移;右脚向右横开一步站立,两膝自然伸直;同时,两掌上托与胸同高时,两臂内旋,两掌继续上托至头上

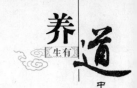

方,肘关节微屈,掌心向上,指尖相对;眼看前方。

动作二:两腿慢慢屈膝下蹲,成马步;同时,两臂向两侧下落,两掌扶于膝盖上方,肘关节微屈,小指侧在前,虎口向内;眼看前方。

动作三:身体重心稍向上升,然后向后右方移;上身先向右倾,随后向右前方俯身,眼看右脚;身体重心向左右,同时,上身由右向左前方旋转,眼随身体转动而视左脚(图5)。

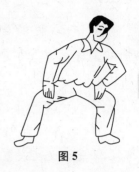

图5

动作四:身体重心右移,成马步;同时,头向后摇,上体立起,随之下颌微收;眼看前方。

呼吸:摇头摆尾时吸气,快到结束时停止吸气,稍停片刻,身体摆正时缓慢呼气。

后面动作同上,唯左右相反,一左一右为一遍,交替进行,共做三遍。

做完三遍后,身体重心慢慢左移,右脚回收成站立位,与肩同宽;同时,两掌从体侧向上举,两肘伸直,掌心相对;目视前方。身体重心缓缓下降,两膝微屈;肘部微屈,两掌经面前下按至腹前,掌心向下,指尖相对,目视前方。

势解:此式通过两腿屈膝下蹲,摇晃头颈,转动尾闾,可刺激人体背部大椎穴及尾闾,达到疏经泄热、去除心火、宁心安神的作用。

此式运动幅度较大,颈段、整个脊柱、腰腹、臀部及下肢等多个部位的肌群参与了收缩,使这些肌群及关节得到了有效的锻炼,既增加了各关节的灵活性,也增强了肌力。

第六式　两手攀足固肾腰

动作一:接上式。两膝伸直站立;同时,十指指尖向前,两臂向前上举起,肘关节伸直,掌心向前;眼看前方。

动作二:两臂外旋,屈肘,两掌慢慢下落于胸前,掌心向下,指尖相对;眼看前方。两臂外旋,两掌心向上,随之两掌掌指(虎口)顺腋下向后插;两掌心向内沿脊柱两侧向下摩运至臀部;随之上身前俯,两掌继续沿

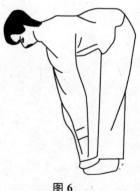

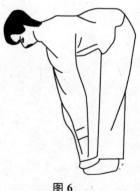

腿后向下摩运至脚面;抬头,动作稍停;眼看前下方(图6)。

动作三:两掌沿地面前伸,随之用手臂缓慢带动上身起立,两臂伸直上举,掌心向前;眼看前方。

本式一上一下为一遍,共做六遍。

呼吸:身体前俯时呼气,直立时吸气。

做完六遍后,重心缓缓下降,两膝微屈;同时,两掌向前下按至髋部,掌心向下,指尖向前;眼看前方。

图6

势解:此式通过前屈后伸动作,刺激人体脊柱、腰椎、督脉、足太阳膀胱经、命门、肾俞、腰阳等穴位,起到固肾壮腰的作用,对于生殖泌尿系统方面的疾病有一定的防治作用。

第七式　攒拳怒目增气力

动作一:接上式。身体重心右移,左脚向左横开一步;两腿缓缓屈膝下蹲,成马步;同时,两掌握固,置于腰侧,拳眼朝上;眼看前方。随后,左拳缓慢用力向前冲出,与肩同高,拳眼朝上;瞪目,视左拳冲出方向。

动作二:左臂内旋,左拳变掌,虎口朝下,随后外旋,肘关节微屈;同时,左掌向左缠绕,变掌心向上后握固;眼看左拳。

动作三:屈肘,回收左拳至腰侧,拳眼朝上;眼看前方。

以下动作同以上动作,唯左右相反。

本式一左一右为一遍,共做三遍。

呼吸:出拳时呼气,收拳时吸气。

做完三遍后,身体重心右移,左脚回收成站立位;同时,两拳变掌,自然垂于体侧;眼看前方。

势解:本式通过"怒目瞪眼"可以刺激肝经。中医认为,"肝主筋,开窍于目",通过冲拳、怒目,可刺激肝经,肝气疏泄,调和气血,起到强筋壮骨的作用。

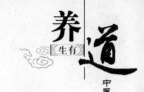

第八式　背后七颠百病消

接上式。两脚跟提起；头上顶，动作稍停；随后，两脚跟下落，轻震地面；眼看前方（图7）。

本式一起一落为一遍，共做七遍。

呼吸：脚跟上提时吸气，下落时呼气。

势解：此式通过颠足，可刺激足部经脉、脊柱和督脉，使经脉通畅、气血疏通，阴阳平衡；还可以增强小腿后部肌肉力量，提高人体平衡能力，解除肌肉疲劳。

收势

动作一：接上式。两臂内旋，向两侧摆起，与髋同高，掌心向后；随后，两臂屈肘，两掌相叠置于丹田处，男性左手在内，女性右手在内；眼看前方。

动作二：两臂自然下落，两掌轻贴于腿外侧；眼看前方。

图7

五禽戏

❈ 简介

五禽戏是三国时期著名医家华佗模仿虎、鹿、熊、猿、鸟五种动物的动作编创而成。华佗自己坚持练习五禽戏，并将其传给了他的弟子吴普，"普施行之，年九十余，耳目聪明，牙完坚"。五禽戏在后世流传中，种类较多，繁简不一，并形成了不少流派。

❈ 养生机理

五禽戏的练习要求"形、神、意、气"四个环节缺一不可。模仿的禽兽动作不同，意守、调息、动作的部分也有不同，所起的作用亦有所区别。

虎戏：分虎举和虎扑。意想自己为深山中的猛虎，摇首摆尾、虎视眈眈地要抓捕食物，要表现出威猛刚强的形态。虎戏可起到意守命门、增

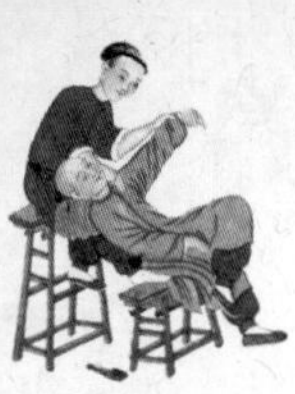

强体力的功效。

鹿戏:分鹿抵与鹿奔。意想自己为草原上的梅花鹿,模仿众鹿戏抵、伸足迈步的动作,表现出鹿轻捷舒展、自由奔放的形态。鹿戏可活跃盆腔血液循环,沟通任督二脉气血,具有益肾强腰之功。

熊戏:分熊运与熊晃。意想自己为山林中的黑熊,转腰运腹,自由慢行,步履沉稳。熊戏外静内动,调和气血,有助于增强内脏器官功能。

猿戏:分猿提和猿摘。意想自己是置身于花果山中的灵猴,活泼灵巧,肢体动作迅速轻捷,但要求意守脐中,思想清虚静达。

鸟戏:分鸟伸与鸟飞。意想自己为江边仙鹤,伸筋拔骨,展翅飞翔。动作轻翔伸展,昂然挺拔。

五禽戏的五种动作虽各有侧重,但又是一套有系统的功法,若坚持不懈,则有养精神、调气血、益脏腑、通经络、活筋骨、利关节等作用。

✲ 动作说明

1. 基本手型

虎爪:五指张开,虎口撑圆,五指的第一、二指关节弯曲下扣(图 1);

鹿指:拇指伸直向外撑开,食指、小拇指伸直,中指、无名指弯曲内扣(图 2);

熊掌:五指弯曲,拇指压在食指指端,虎口撑圆(图 3);

猿钩:屈腕,五指指腹捏拢(图 4);

鸟翅:五指伸直,拇指、食指、小指向上翘起,其余二指并拢向下(图 5);

握固:拇指抵掐无名指根节内侧,其余四指屈曲握于掌心(图 6)。

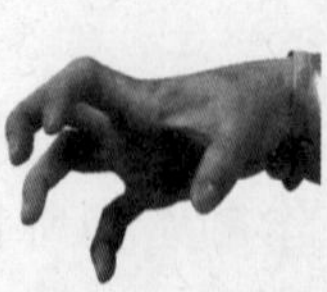

图 1

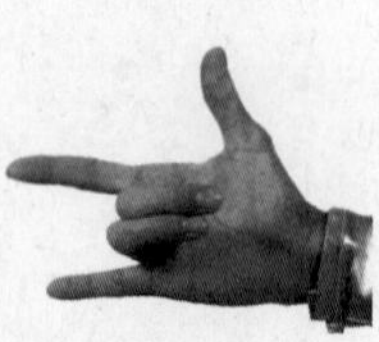

图 2

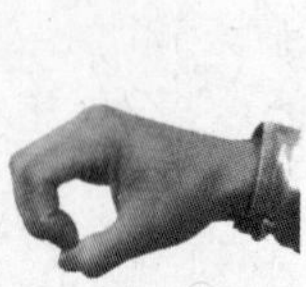

图 3

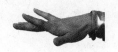

图4   图5   图6

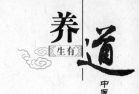

2. 基本动作

预备势　起势

动作一：站立位，头颈正直，眼看前方，舌抵上腭；两脚并拢，两手自然垂于体侧，掌心向内；身心放松，自然呼吸。

动作二：左脚向左横开一步，稍宽于肩，两膝微屈，意守丹田；两肘微屈，两臂在体前向前上平托，与胸同高。

动作三：两肘下垂外展，两掌向内翻转，掌心向下，并缓慢下按于腹前；随后，两手自然垂于体侧。

第一戏　虎戏

第一式　虎举

动作一：接上式。两手掌心向下，十指撑开，弯曲成虎爪状；随后，两手外旋，小指先弯曲，其余四指依次弯曲握拳，两拳沿体前缓慢上提；至肩前时，十指撑开，举至头上方再弯曲成虎爪状；眼随两掌而视。

动作二：两掌外旋握拳，拳心相对，慢慢下拉；两拳下拉至肩前时，两拳变掌继续下按。两掌下按至腹前，十指撑开，掌心向下；眼看两掌。

重复以上动作做三遍后，两手自然垂于体侧，指尖向下；目视前方。

呼吸：两掌上举时吸气，下落时呼气。

养生作用："虎举"要求两掌上举、下按时配合呼吸，来升清降浊，疏通气机，调理三焦；通过"虎爪"与拳的变换，可以有效改善上肢远端关节的血液循环。

第二式　虎扑

动作一：接上式。两手握空拳，沿身体两侧上提至肩前上方；上体前俯，挺胸塌腰；同时，两手向前上划弧，十指弯曲成"虎爪"，掌心向下；眼看前方。

动作二：两腿屈膝缓慢下蹲，收腹含胸；同时，两手向下划弧至两膝外侧，掌心向下；眼看前下方。随后，两腿伸膝，挺腹，上身后仰，两膝稍弯曲；同时，两掌握空拳，沿体侧上提至胸部；眼看前上方。

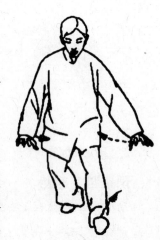

动作三：左腿屈膝提起，两拳上举。左脚向前迈出一步，脚跟着地，右腿屈膝下蹲，成左虚步；同时上体前倾，两拳变"虎爪"向前下扑至膝前两侧，掌心向下；眼看前下方。随后上体抬起，左脚收回，开步站立；两手自然下落于体侧；目视前方。

以下动作同上，惟左右相反。

左右动作做一遍后，两掌向身体侧前方举起，高与胸齐平，掌心向上；眼看前方。随后，两臂屈肘，两掌翻掌下按，自然垂于体侧；眼看前方。

养生作用："虎扑"动作可以使脊柱前后伸展折叠的活动得以最大化，刺激了任督二脉，起到调理阴阳、益气活血、疏通经脉的作用，同时还增加了脊柱各关节的柔韧性和伸展度，保持了脊柱的正常生理特性，对于常见的腰背部疾病有一定的防治作用。

第二戏　鹿戏

第三式　鹿抵

动作一：接上式。两腿微屈，身体重心移至右腿上，左脚经右脚内侧向左前方迈步，脚跟着地；同时，身体稍向右转；两掌握空拳，向右侧摆起，拳心向下，与肩齐平；眼随手动，看右拳。

动作二：身体重心前移；左腿屈膝，脚尖稍向外展踏实，右腿伸直蹬实；同时，身体左转，两掌成"鹿角"，向左上后方划弧，掌心向外，指尖朝后，左臂弯曲外展平伸，肘抵靠左腰侧；右臂举至头前，向左后方伸抵，掌心向外，指尖朝后；眼看右脚跟。随后，身体右转；左脚收回，开步站立；

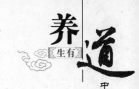

同时两手右下划弧,两掌握空拳下落于体前;眼看前下方。

动作三、四:同以上动作,惟左右相反。

动作五至动作八:同动作一至动作四。

重复一至八动作一遍。

养生作用:中医认为,腰为肾之府。腰部的侧屈拧转,可增强腰部肌力,起到固肾强腰、强筋健骨的作用。

第四式　鹿奔

动作一:接上式。左脚向前跨一步,屈膝,右腿伸直成左弓步;同时,两手握空拳,向前上划弧至体前,屈腕,高与肩平,与肩同宽,拳心向下;眼看前方。

动作二:身体重心后移;左膝伸直,右腿屈膝;低头,弓背,收腹;同时,两臂内旋,两掌前伸,掌背相对,拳变成"鹿角"。

动作三:身体重心前移,上身抬起;右腿伸直,左腿屈膝,成左弓步;松肩沉肘,两臂外旋,"鹿角"变空拳,与肩齐平,拳心向下;眼看前方。

动作四:左脚收回,成站立位;两拳变掌,收于体侧,指尖向下;眼看前方。

动作五至动作八:同以上动作,唯左右相反。

一至八动作做一遍后,两掌向身体侧前方举起,高与胸平,掌心向上;眼看前方。屈肘,翻掌下按,两臂自然垂于体侧;眼看前方。

养生作用:鹿奔动作加强了两臂、肩背部的锻炼,可有效防治颈肩综合征、肩周炎等症,还可矫正脊柱畸形。

第三戏　熊戏

第五式　熊运

动作一:接上式。两掌握空拳成"熊掌",拳眼相对,垂于下腹部;眼看两拳。

动作二:以腰、腹为轴,上体做顺时针摇晃;同时,两拳随之沿右肋部、上腹部、左肋部、下腹部画圆;目随上体摇晃环视。

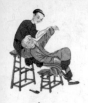

动作三、四：同动作一、二。

动作五至动作八：同动作一至动作四，唯左右相反。做完最后一动作，两拳变掌下落，两臂自然垂于体侧；眼看前方。

养生作用：熊运主要是活动腰部关节和肌肉，可防治腰肌劳损及软组织损伤等；通过腰腹的摇晃，对内脏器官有一定的按摩作用，可防治消化不良、便秘腹泻等症。

第六式　熊晃

动作一：接上式。身体重心右移；左髋上提，牵动左脚离地，再左膝微屈；两掌握空拳成"熊掌"；眼看左前方。

动作二：身体重心前移；左脚向左前方落地，全脚掌踏实，脚尖朝前，右腿伸直，成左弓步；身体向右转，左臂内旋前靠，左拳摆至左膝前上方，拳心向左；右拳摆至体后，拳心向后；眼看左前方。

动作三：身体左转，重心后坐；右腿屈膝，左腿伸直，成右弓步；转腰晃肩，带动两臂前后弧形摆动；右拳摆至左膝前上方，拳心向右；左拳摆至体后，约与髋同高，拳心向后；眼看左前方。

动作四：身体右转，重心前移；左腿屈膝，右腿伸直，成左弓步；同时，左臂内旋前靠，左拳摆至左膝前上方，拳心朝左；右拳摆至体后，约与髋同高，拳心向后，眼看左前方。

动作五至动作八：同以上动作，唯左右相反。

重复一至八动作一遍后，左脚上前，成站立位；同时，两臂自然垂于体侧。两拳经体前，向身体侧前方举起，与胸同高，两肘微屈，掌心向上，眼看前方。屈肘，翻掌内合下按，两臂自然垂于体侧；眼看前方。

养生作用：熊晃动作，可增强髋关节周围的肌力，提高机体平衡力，可防治老年人下肢无力、膝痛等症。

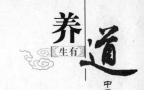

第四戏　猿戏

第七式　猿提

动作一：接上式。两掌在体前，手指伸直分开，再屈腕撮拢成"猿钩"，眼看两掌。

动作二：两掌上提至胸部，两肩上耸，收腹提肛；同时，脚跟提起，头向左转；眼随头动，看身体左侧；随后，头转正，两肩下沉，松腹落肛，脚跟着地；"猿钩"变掌，掌心向下；眼看前方。

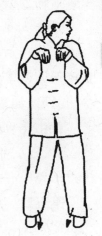

动作三：两掌沿体前下按落于身体两侧；眼看前方。

动作四至动作六：同动作一至动作三，唯头向右转。

重复以上动作一遍。

养生作用：猿提动作中两掌的上提、下按，及肩、颈、头、脚的配合动作，可增强呼吸，扩大胸腔，改善脑部供血，及提高机体平衡能力。

第八式　猿摘

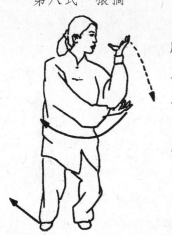

动作一：接上式。左脚向左后方退一步，脚尖点地，右腿屈膝，重心落于右腿上；同时，左肘屈曲，左掌成"猿钩"收至左腰侧；右掌向右前方上摆，掌心向下，眼看右掌。

动作二：身体重心后移；左脚踏实，屈膝下蹲，右脚收至左脚内侧，脚尖点地；同时，右掌向下经体前向左上方划弧至头左侧，掌心对准太阳穴；眼先随右掌动而视，再转头看右前上方。

动作三：右掌内旋，掌心向下，沿体侧下按于左髋侧；眼看右掌。右脚向右前方迈出一大步，左腿蹬伸，身体重心前移；右腿伸直，左脚尖点地；同时，右掌经体前向右上方划弧，上举至右上侧变"猿钩"，微高于肩；左掌向前上伸举，屈微腕，成采摘势，眼看左掌。

动作四：身体重心后移；左掌由"猿钩"变为"握固"，右手变掌，自然回落于体前,虎口向前。随后,左膝微屈下蹲,右脚收至左脚内侧,脚尖点地;同时,左臂屈肘收至左耳旁,掌指分开,掌心向上,成托盘状;右掌经体前向左划弧至左肘下捧托;眼看左掌。

动作五至动作八:同动作一至动作四,唯左右相反。

重复一至八动作一遍后,左脚向左横开一步,两腿直立,两臂自然垂于体侧。两掌经体前,向身体侧前方举起,掌心向上,与肩同高;眼看前方。屈肘,翻掌内合下按,两臂自然垂于体侧;眼看前方。

养生作用:猿摘动作模仿了猿猴采摘果桃的动作,增强颈部运动与功能,促进脑部血液循环,也可减轻身心的紧张度,对于防治神经紧张、精神忧郁等有一定的作用。

第五戏 鸟戏

第九式 鸟伸

动作一:接上式。两膝微屈下蹲,两掌在腹前相叠。

动作二:两掌经体前向上举至头前上方,掌心向下,指尖向前;身体向前微倾,提肩,缩项,挺胸,塌腰;眼看前下方。

动作三:两膝微屈下蹲;同时,两掌相叠缓慢下按至腹前;眼看两掌。

动作四:身体重心右移;右腿伸直,左腿伸直向后抬起,同时,两掌左右分开,掌成"鸟翅",从身体两侧向后方摆起,掌心向上;抬头,伸颈,挺胸,塌腰;眼看前方。

动作五至动作八:同以上动作,唯左右相反。

重复一至八动作一遍后,左脚下落,成站立位,两臂自然垂于体侧;眼看前方。

养生作用:鸟伸动作可增强肺的吐纳功能,改善慢性支气管炎、肺气肿等呼吸系统疾病的症状;背部松紧的交替动作,对任督二脉的经气具有一定的疏通作用。

第十式 鸟飞

接上式。两膝微屈;两掌成"鸟翅"合于小腹前,掌心相对;眼看前下方。

动作一:左腿屈膝提起,小腿自然下垂,脚尖朝下,右

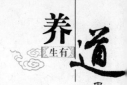

腿伸直独立;同时,两掌成展翅状,在体侧平举向上,略高于肩,掌心向下;眼看前方。

动作二:左脚下落在右脚旁,脚尖着地,两膝微屈;同时,两掌画圆下落合于腹前,掌心相对,指尖斜向下;眼看前下方。

动作三:左腿屈膝提起,小腿自然下垂,脚尖朝下,右腿伸直独立;同时,两掌经体侧,向上举至头顶上方,掌背相对,指尖向上;眼看前方。

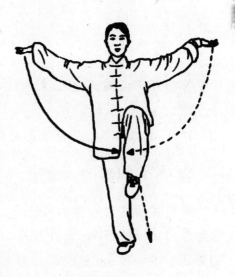

动作四:左脚下落在右脚旁,全脚掌着地,两膝微屈;同时,两掌画圆下落合于腹前,掌心相对,指尖斜向下;眼看前下方。

动作五至动作八:同以上动作,唯左右相反。

重复一至八动作一遍后,两掌经体前,向身体侧前方举起,与肩同高,掌心向上;眼看前方。屈肘,两掌经体前内合下按,两臂自然垂于体侧;眼看前方。

养生作用:鸟飞动作,以两臂的上下动作改变胸前容积,按摩心肺,增强血氧的交换能力;单脚独立提膝,还可提高人体的平衡能力。

收势　引气归元

动作一:两掌经体侧上举至头顶上方,掌心向下,指尖相对,随后,两掌沿体前缓慢下按至小腹前:眼看前方。

动作二:两手缓慢在体前向外弧至体侧,高与脐平,掌心相对;眼看前方。

动作三:两手在小腹前合拢,虎口交叉,叠掌;闭目静养,自然呼吸,意守丹田。数分钟后,两眼慢慢睁开,两手在胸前搓擦至热。

动作四:掌贴面部,上、下擦摩,浴面3～5遍。

动作五:两掌向后沿头项、耳后、胸前下落,两臂自然垂于体侧;眼看前方。

动作六：左脚向右脚靠拢，前脚掌先着地，随之全脚踏实，恢复成预备势；眼看前方。

易筋经

❋ 简介

易筋经在我国流传已久，据文献记载应为我国的禅宗初祖达摩所传，后经少林寺流传至今。少林寺僧侣在研习易筋经的同时，不断对其进行修改、完善，使之成为独具特色的一种健身方式。

❋ 养生机理

易筋经通过对人体大小关节、骨骼等较为充分的运动，达到伸筋拔骨的作用，促进组织的血液循环，改善代谢过程，提高关节、骨骼肌肉的灵活性和柔韧性；易筋经的动作较为柔和连贯，动静结合，形神共养；此功法还通过脊柱的旋转屈伸，带动四肢、内脏运动，从而达到调整五脏平衡，启动人体潜能，实现强身健体、延年益寿的目的。

中医认为，易筋经具有调理三焦之气，调动全身的经气；疏通全身经络，改善呼吸功能，促进气血运行；疏肝理气，调畅情志，益肾强腰，延缓衰老等作用。

❋ 动作说明

练习易筋经时要求身心放松，呼吸自然，动作要刚柔相济，有张有弛。练习者要根据自身的身体条件、体质、年龄等实际情况，灵活地选择适合自己活动幅度的姿势进行练习，要循序渐进，由易到难，不可急于求成。

基本手型

握固：大拇指抵掐无名指根节，其余四指屈曲收于掌心(图1)。

荷叶掌：五指张开、伸直(图2)。

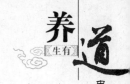

柳叶掌：五指并拢、伸直(图3)。

龙爪：五指分开、伸直，除中指外，其余四指内收(图4)。

虎爪：五指分开，虎口撑圆，第一、二指关节弯曲内扣(图5)。

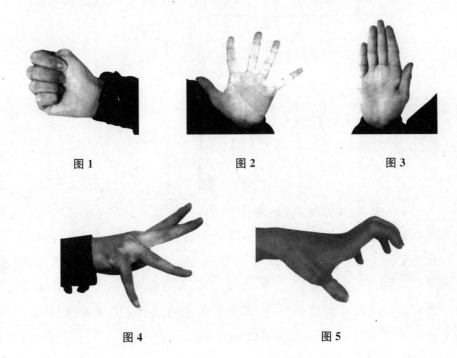

图1　　　　　　　　图2　　　　　　　　图3

图4　　　　　　　　图5

基本动作

预备势

两脚并拢站立，两臂自然垂于体侧；下颌微收，口唇微闭，舌尖轻抵上腭；眼看前方。

第一式　韦驮献杵第一势

动作：左脚向左侧横开，与肩同宽，两膝微屈；两臂自然垂于体侧；随后，两臂从体侧向前抬至前平举，高与肩平，掌心相对，指尖向前；然后，两臂屈肘，自然回收至胸前，两掌相合，指尖向斜前上方约30°，掌根与膻中穴同高，意守膻中穴；眼看前下方。动作稍停片刻。

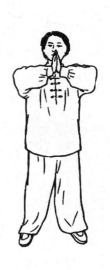

养生作用：通过两掌相合，意守膻中，可起到定神

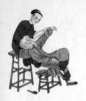
敛气的作用,还可改善血液循环,消除机体疲劳。

第二式　韦驮献杵第二势

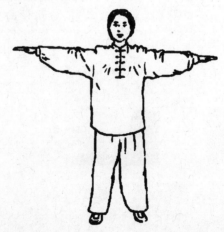

动作:接上式。两肘上抬,两掌伸平,指尖相对,掌心向下,两臂高约与肩平;两掌向前平伸,掌心向下,指尖向前;两臂向左右分开至侧平举,掌心向下,指尖向外;然后,五指自然并拢,两掌背屈,坐腕立掌;眼看前方。

养生作用:通过上肢的伸展和两掌立掌的动作,可改善呼吸功能,提高肩部肌肉力量,改善肩关节的活动功能。

第三式　韦驮献杵第三势

动作一:接上式。松腕,同时两臂向前平举内收至胸前,掌心向下,指尖相对,掌与胸相距约一掌;眼看前下方。然后,两掌同时内旋,翻掌至耳垂下,掌心向上,虎口相对,两肘伸展,约与肩平。

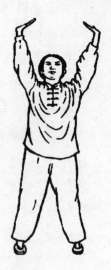

动作二:身体重心前移至前脚掌上,脚跟抬起;同时,两掌上托至头顶,掌心向上,两肘伸直;下颌微收,舌抵上腭,咬紧牙关。静立片刻。

养生作用:上下肢的动作配合,可调理三焦之气;还可改善肩关节活动功能,提高上下肢的肌力。

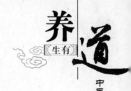

第四式　摘星换斗势

左摘星换斗势

动作一：接上式。两脚跟缓缓落地；同时，两手握拳，拳心向外，两臂微下落成侧上举。随后，两拳变掌，掌心斜向上，全身放松；眼看前下方。身体向左转；同时屈膝；右臂上举，随即经体前再下摆至左髋外侧做"摘星"状，右掌自然张开；左臂经体侧下摆至体后，左手背轻贴命门，意守命门；眼看右掌。

动作二：两膝伸直，身体转正向前；同时，右手经体前向额上摆至头顶右上方，松腕，肘微屈，掌心向下，手指向左，中指间垂直于肩髃穴；右臂上抬时眼随手视。稍停片刻，两臂向体侧自然伸展，成侧平举，眼看前方。

右摘星换斗势

动作左摘星换斗同，惟方向相反。

养生作用：本式动作可增强肩颈、腰背部的活动功能。通过意守命门及翻掌动作，可起到强腰固肾的功效。

第五式　倒拽九牛尾势

右倒拽九牛尾势

动作一：接上式。双膝微屈，身体重心右移，左脚向左侧后方退一

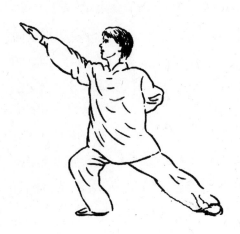

步；右脚跟内转，右腿屈膝成右弓步；同时，左手内旋，向前下划弧后伸，小指至拇指逐个相握成拳，拳心向上；右手向前上方划弧，上抬至与肩平时小指到拇指逐个屈曲相握成拳，拳心向上，稍高于肩，眼看右拳。随后，身体重心向后移，左膝微屈；腰稍向右转，同时带肩带臂，右臂外旋，左臂内旋，屈肘内收；眼看右拳。

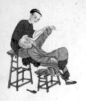

动作二：身体重心前移，屈膝成弓步；腰稍左转，以腰带肩带臂，两臂放松前后伸展；眼看右拳。身体重心继续前移至右脚，左脚回收，两脚尖向前，成开立姿势；同时，两臂自然垂于体侧；眼看前下方。

左倒拽九牛尾势

动作同右倒拽九牛尾势同，惟方向相反。

养生作用：左右倒拽九牛尾势通过腰部的扭动，上下肢的协调运动，可刺激腰背部俞穴，达到调节心肺功能，改善血液循环，提高四肢肌力的作用。

第六式　出爪亮翅势

动作一：接上式。身体重心移至左脚上，右脚收回，成开立姿势；同时，右臂外旋，左臂内旋，成侧平举，两掌心向前，两臂划弧环抱至体前，高于肩平；随之两臂内收，两手变柳叶掌立于云门穴前，掌心相对，指尖向上；眼看前下方。

动作二：展肩扩胸，然后松肩，两臂缓缓前伸，掌心向前，成荷叶掌，指尖向上；瞪目。松腕，两肘微屈，收臂，立柳叶掌于云门穴前；眼看前下方。

养生作用：通过上肢、胸部动作，可改善呼吸功能，运行全身气血。

第七式　九鬼拔马刀势

右九鬼拔马刀势

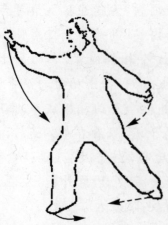

动作一：接上式。躯干缓缓向右转。同时，右手外旋，掌心向上；左手内旋，掌心向下。随后，右手由胸前内收经右腋下后伸掌心向外；同时，左手由胸前伸至左前上方，掌心向外。躯干微向左转；同时，右手经体侧向前上摆至头前上方后屈肘，由后向左绕头半周，掌心掩左耳；左手经体侧下摆至体后，屈肘，手背贴于脊柱，掌心向后，指尖向上；头右转，右手中指按压耳郭，手掌扶按玉枕；

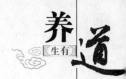
眼随右手动,看左后方。

动作二:身体右转,眼看右上方,动作稍停片刻。两膝屈曲;同时,上体左转,右臂内收,含胸;左手沿脊柱尽量上推至最大限度;眼看右脚跟,稍停片刻。两膝伸直,身体转正,眼看前方;左右手恢复到侧平举,两掌心向下;眼看前下方。

左九鬼拔马刀势

动作与右九鬼拔马刀势同;唯方向相反。

养生作用:通过身体的扭转,提高肩颈、腰背部肌力,改善关节活动功能。

第八式　三盘落地势

左脚向左侧横开步,与肩同宽,脚尖向前;眼看前下方。屈膝下蹲;同时沉肩,两掌逐渐用力下按至约与环跳穴同高,两肘微屈,掌心向下,指尖向外。同时,口吐"嗨"音,吐音毕后,舌尖向前轻抵上下牙之间;眼看前下方。翻掌,掌心向上,两肘微屈,上托至侧平举;同时,缓缓起身直立;眼看前方。

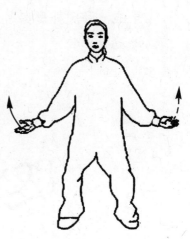

养生作用:通过下肢的屈伸运动,可增强腰腹及下肢力量;同时口吐"嗨"音,使体内真气在胸腹间升降,达到心肾相交的作用。

第九式　青龙探爪势

左青龙探爪势

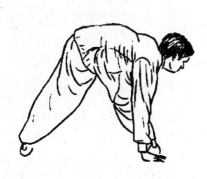

动作一:接上式。左脚收回半步,与肩同宽;两手握固,两肘屈曲,两臂内收至腰间,两拳置于章门穴处,拳心向上;目视前下方。右拳变掌,右臂伸直,经下向右侧外展,高略低于肩,掌心向上;眼看右手。然后,右臂屈肘、屈腕,右掌变"龙爪",指尖向左,右臂向左侧水平伸出,眼随手动;同时,躯干随之向左转约90°;眼看左侧。

动作二:右爪"变掌",随之身体向左前俯身屈曲,右掌向下按至左脚外侧;眼看下方。躯干由左前屈转至右前屈,并带动右手经左划弧至右脚外侧,手臂外旋,掌心向前,握固;眼随手动看下方。身抬起,直立;右拳收至章门穴,拳心向上;眼看前下方。

右青龙探爪势

与左青龙探爪势动作同,唯方向相反。

养生作用:中医认为,两胁属肝。通过转身、左右探爪,可使两胁交替开合,达到疏肝理气、调畅情志的作用。

第十式 卧虎扑食势

左卧虎扑食势

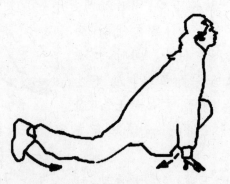

动作一:接上式。左脚收至右脚内侧成丁步;同时,身体左转约90°;两手握固于腰间章门穴不变;眼看左前方。左脚向前迈一大步,成左弓步;同时,两拳并内旋变"虎爪",向前扑按,两肘稍屈;眼看前方。

动作二:躯干由腰到胸逐节屈伸,重心随之前后移动;同时,两手向下后、上前环绕一周。然后,上体下俯,两"爪"下按,十指着地;后腿屈膝,脚趾着地,脚跟抬起;随后塌腰、挺胸、抬头、瞪目;动作稍停片刻,眼看前上方。

动作三:起身,双手握固收于腰间;身体重心后移,左脚尖内扣;身体重心左移;同时,身体右转180°,右脚收至左脚内侧成丁步。

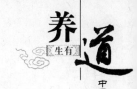

右卧虎扑食势

动作与左卧虎扑食势同,唯方向相反。

养生作用:通过虎扑之势,可使任脉得以疏伸及调养,同时可以调理手足三阴之气,改善腰腿部关节、肌力活动功能。

第十一式　打躬势

接上式。起身,身体重心后移转正;右脚尖内扣,脚尖向前,左脚收回,成开立姿势;同时,两臂屈肘,两掌掩耳,十指按于脑后,指尖相对,食指置于中指上,弹拨中指击打枕部 7 次;眼看前下方。身体前俯,缓缓牵引前屈:两腿伸直;眼看脚尖,停留片刻。随后,上身回复至直立,同时两掌仍掩耳;目视前下方。

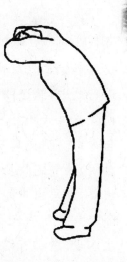

养生作用:通过脊椎的屈伸,使得背部的督脉得以充分锻炼,发动督脉之气,充足阳气,强身健体;同时,"鸣天鼓"还可消除大脑疲劳。

第十二式　掉尾势

接上式。起身直立后,两手猛然拔离双耳。手臂自然前伸,与肩同高,十指交叉相握,掌心向内。翻掌前伸,掌心向外。然后屈肘,翻掌向下内收于胸前;身体前屈塌腰、抬头,两手交叉缓缓下按;眼看前方。

养生作用:此式动作可调和任督二脉及全身气脉,使全身放松,还改善脊柱各关节及肌肉的活动功能。

收势

接上式。两手松开,上体缓缓直立;同时,两臂成侧平举,掌心向上,随后两臂上举,两肘微屈,掌心向下;松肩,屈肘,两掌经体前正中下引至小腹部,掌心向下;两臂自然垂于体侧;左脚收回,两脚并拢站立;舌轻抵上腭;眼看前方。

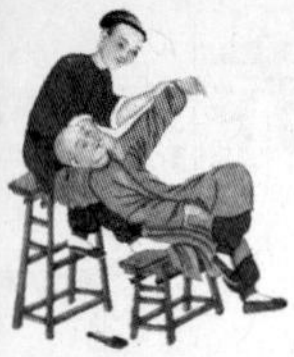

六字诀

✲ 简介

六字诀最早出现于梁代陶弘景所著《养性延命录》中，记载有“吹、呼、嘻、呵、嘘、呬”六字养生要诀，后来历代医家、养生家都有对其不断地发展和完善。唐代医家孙思邈在《备急千金要方》中对陶弘景的吐纳法进行改进，结合四季，提出了“大呼结合细呼”，道教学者胡愔在其《黄庭内景五脏六腑补泄图》中对六字诀进行了变化，改变了六字与五脏的配合方式。明代高濂所著《遵生八笺》中记载：“春嘘明目木扶肝，夏至呵心自闲，秋呬定收金肺润，肾吹惟要坎中安，三焦嘻却除烦热，四季常呼脾化餐，切忌出声闻口耳，其功尤胜保神丹”，将六字诀与四季脏腑养生结合起来。到明代及以后，六字诀与导引动作相结合，如《类修要诀》、《遵生八笺》中都有记载。到现代，六字诀功法的发展已经较为成熟，推广也较之前广泛。

✲ 动作说明及养生作用

预备式

站立位，两脚分开，与肩同宽，两膝微屈；两臂自然下垂，放松身心，摒除杂念，下颌微收，目视前方。

起势

动作一：屈肘，两掌十指指尖相对，掌心向上，两掌缓缓上托至胸前，约与两乳同高；两掌内翻，掌心向下，缓慢下按至肚脐前，眼看前下方。

动作二：双膝微屈下蹲，同时，两掌内旋外翻，缓慢向前方拨出，两臂成圆；然后，两掌外旋内翻，掌心向内，虎口向上，十指指尖相对，眼看前下方。

动作三：两膝缓慢伸直，同时，两掌缓缓收拢至肚脐前，虎口交叉相握置于腹部，稍停片刻，自然呼吸，眼看前下方。

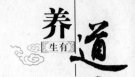
第一式　嘘字诀

动作一：两手分开，掌心向上，小指轻贴腰侧，后收到腰间；两脚不得，上身缓缓向左转90°，眼看左侧；右掌从腰间向左侧穿出，与肩同高，同时配合"嘘"字音，两眼渐渐睁圆，眼看右拳伸出方向。

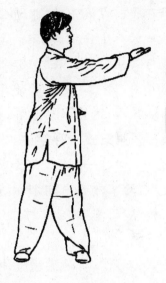

动作二：右拳沿原路收回腰间，同时，身体转回正前方，眼看前下方。

养生作用：嘘字诀主要对人体肝脏有调节作用。中医认为，嘘字诀与肝相应。口吐"嘘"字具有疏通肝经、泄出肝脏浊气、调理肝脏功能的作用。配合睁圆双目，起到舒肝明目的作用。

身体左右旋转，可使腰部组织器官得以锻炼，能提高腰、膝的功能，还能调畅全身气机。

第二式　呵字诀

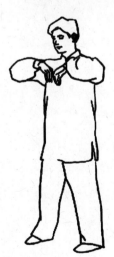

动作一：接上式。用鼻缓慢均匀吸气，同时，两掌小指轻贴腰际微微上提，指尖朝向斜下方；眼看斜下方。屈膝下蹲，同时，两掌缓慢向前下约45°方向插出，两肘微屈，两掌高与脐平，眼看两掌。

动作二：微微屈肘收臂，两掌小指侧相靠，掌心向上，成捧手状，高于脐平，眼看掌心。

动作三：两膝缓慢伸直，同时屈肘，两掌捧至胸前掌心向内，两中指约与下颌同高，眼看前下方。

动作四：两肘外展抬平，与肩同高，同时，两掌内翻，掌心、指尖朝下，掌背相靠；然后，两掌缓缓下插，同时，口吐"呵"字音，眼看前下方。

动作五：两掌下插到肚脐前时，两膝微屈下蹲，两掌内旋外翻，掌心向外，缓缓向前拨出至两臂成圆，眼看前下方；两掌外旋内翻，掌心向上，

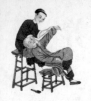

在腹前成捧手状,眼看掌心。

养生作用:呵字诀主要对人体心脏有调节作用。中医认为,呵字诀与心相应。口吐"呵"字具有疏通心经、泄出心之浊气、调理心脏功能的作用。捧掌上升,能使肾水上升,以制心火;翻掌下降,能使心火下降,以温肾水,达到水火既济,心肾相交的作用。

第三式　呼字诀

动作一:接上式最后一动,两掌向前拨出的动作后,两掌外旋内翻,掌心向内,十指自然张开,指尖斜相对,两掌心距离与掌心到肚脐距离相等,眼看前下方。

动作二:两膝缓缓伸直,同时两掌缓慢向腹前靠拢,至距离腹前10厘米处停住。

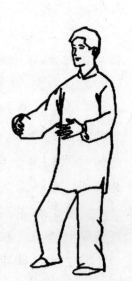

动作三:两膝微屈下蹲,同时,两掌向外展开至两掌心间距与掌心至肚脐距离相等时,两臂成圆形,并口吐"呼"字音,眼看前下方。两膝缓缓伸直,同时,两掌缓慢向肚脐方向靠拢。

养生作用:呼字诀主要对人体脾脏有调节作用。中医认为,呼字诀与脾脏相应。脾是人体"后天之本"、"气血生化之源"。口吐"呼"字具有泄出脾胃之浊气、调理脾胃的功能。通过两掌与肚脐之间的开合,使腹腔有较大幅度的运动,具有促进肠胃蠕动、健脾和胃的作用。

第四式　呬字诀

动作一:接上式最后一动,两手自然下落于小腹前,掌心向上,指尖相对,眼看前下方;两膝缓慢伸直,同时,两掌慢慢向上托至胸前,高与两乳平,眼看前下方。

动作二:两肘下落,夹住肋骨,两手随之立于肩前,指尖向上,掌心相对;两肩胛骨向脊柱靠拢,展肩扩胸,颈部后仰,眼看前斜上方。

动作三:两膝微屈下蹲,同时,松肩伸颈,头摆正,两掌慢慢向前平推成掌心向前,指尖向上,同时口吐"呬"字音,眼看前方。

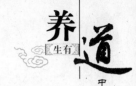

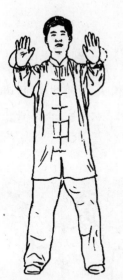

动作四：两腕外旋，掌心向内，指尖相对，两掌间距约与肩同宽；两膝慢慢伸直，同时屈肘，两掌收至胸前约10厘米，指尖相对，掌心向上，眼看前下方。

动作五：两肘下落，夹住肋骨，两手随之立于肩前，指尖向上，掌心相对；两肩胛骨向脊柱靠拢，展肩扩胸，颈部后仰，眼看前斜上方。

动作六：两膝微屈下蹲，同时，松肩伸颈，头摆正，两掌慢慢向前平推成掌心向前，指尖向上，同时口吐"呬"字音，眼看前方。

养生作用：呬字诀主要对人体肺脏有调理作用。中医认为，呬字诀与肺脏相应。口吐"呬"字具有泄出肺之浊气、调理肺脏功能的作用。通过展肩扩胸、伸缩颈项，具有锻炼肺的呼吸功能，促进气体在肺内的交换。通过展肩、松肩动作，能缓解颈肩部肌肉和关节的疲劳，对于防治颈椎病、肩周炎等病症有一定的效果。

第五式　吹字诀

动作一：接上式最后一动，两掌向前推，随后松腕伸掌，指尖向前，掌心向下；两臂向左右分开成侧平举，掌心斜向后，指尖向外。

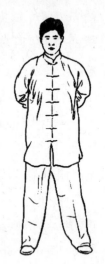

动作二：两臂内旋，两掌向后划弧到腰部，掌心轻贴腰眼部，指尖斜向下；两膝微屈下蹲，同时，两掌向下沿腰骶、大腿外侧下滑，下滑时口吐"吹"字音。然后，两肘屈曲提臂还抱于腹前，掌心向内，十指指尖相对，高与脐平，眼看前下方。

动作三：两膝缓缓伸直，同时，两掌向腹部慢慢收回，轻抚腹部，指尖斜向下，虎口相对，眼看前下方；随后，两掌沿带脉向后摩运，摩运至后腰部，掌心轻贴腰眼，指尖斜向下，眼看前方。

动作四：两膝微屈下蹲，同时，两掌向下沿腰骶、大腿外侧下滑，下滑时口吐"吹"字音。然后，两肘屈曲提臂还抱于腹前，掌心向内，十指指尖

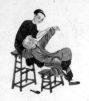

相对,高与脐平,眼看前下方。

重复三、四动作4遍,共吐"吹"字音6遍。

养生作用:吹字诀主要调节肾脏功能。中医认为,吹字诀与肾脏相应。"腰为肾之府",腰部功能的强弱与肾气盛衰息息相关。通过对腰部的摩运,能起到益肾壮腰、增强腰肾功能的作用。口吐"吹"字具有泄出肾之浊气、调理肾脏功能的作用。

第六式 嘻字诀

动作一:接上式最后一动,两掌环抱,自然下落于小腹前;两掌内旋外翻,掌心向外,掌背相对,指尖向下,眼看两掌。

动作二:两膝缓缓伸直,同时,将两肘带手上提至胸前;然后,两手继续上提至面前,分掌、分开并上举划弧,掌心斜向上,眼看前上方。

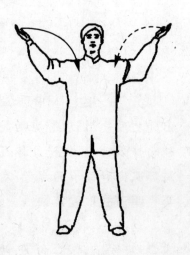

动作三:屈肘,两手经面前收回至胸前,高与肩平,指尖相对,掌心向下;然后,两膝微屈下蹲,同时,两掌慢慢下按至肚脐前;随后,两掌继续向下、向外分开至距离髋旁15厘米左右,掌心向外,指尖向下,同时配合吐"嘻"字音。

动作四:两掌掌背相对合于小腹前,掌心向外,指尖向下;两膝缓缓伸直,同时,将两肘带手上提至胸前;然后,两手继续上提至面前,分掌、分开并上举划弧,掌心斜向上,眼看前上方。

动作五:屈肘,两手经面前收回至胸前,高与肩平,指尖相对,掌心向下;然后,两膝微屈下蹲,同时,两掌慢慢下按至肚脐前;随后,两掌继续向下、向外分开至距离髋旁15厘米左右,掌心向外,指尖向下,同时配合吐"嘻"字音。

重复动作四、五4遍,共吐"嘻"字音6次。

养生作用:嘻字诀主要调节三焦功能。中医认为,三焦从功能上概括了人体的脏腑功能。嘻字诀与三焦相应。通过提手、分掌、上举、下

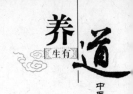

按、内合、分开等动作,可起到升清和肃降全身气机的作用。口吐"嘻"字具有疏通少阳经脉、调节全身气机的功能。

收势

动作一:接上式最后一动,两手外旋内翻,转掌心向内,慢慢抱于腹前,虎口交叉相握于肚脐处,两膝缓缓伸直,眼看前下方;静养片刻,然后两掌以肚脐为中心按揉,顺逆时针各6圈。

动作二:两掌松开,两臂自然垂于体侧,指尖向下,两掌心贴于两大腿外侧,眼看前方。

中医的"微运动"

人类在追求长寿的道路上孜孜不倦,前仆后继,脚步从未停止过。数千年来,中医养生留下了宝贵、行之有效的运动养生方法,这些方法有些已被遗忘,有些仍被人们所提倡运用。这里就把简单易学、容易掌握、能够坚持练习的"微运动"养生方法介绍给大家。

❋ 叩齿吞津

叩齿在古代又称为"叩天钟",是古代盛行的一种养生术。中医认为,齿为骨之余,正如《杂病源流犀烛·口齿唇舌病源流》中所说:"齿者,肾之标,骨之本也。"清代叶天士在《温病论》中也明确指出:"齿为肾之余,龈为胃之络。"牙齿坚固雪白而有润泽,说明肾气旺盛、津液充足。由于牙齿与肾及人体骨骼有密切的关系,因此我们平时应注意固齿益肾。

古人云:"百物摄生,莫先固齿。"据文献记载,梁代的医家陶弘景,年过八旬,身体强健,牙齿完好,他的健身方法之一就是叩齿。唐代孙思邈也主张叩齿,在其所著《备急千金要方》一书中,多次提到用叩齿的方法配合药物防治疾病,并将叩齿作为常用的养生方法之一。张介宾在《景岳全书》中也说道:"古有晨昏叩齿之说……则因轻轻咬合,务令渐咬渐齐。"

中医认为唾液是人体津液的一种,在古代有"琼浆"、"玉津"、"金津"、"玉泉"等美称。孙思邈在其《养生铭》中记载了"漱玉津"的方法:

"晨漱玉津,可以祛病益寿。"苏轼在其《东坡养生集》中赞道:"晨起鼓漱,咽玉津,玉津功不可量,比之服药,其效百倍。"

具体方法:

叩齿:早晨醒来后,或晚上入睡前。心静神宁,摒除杂念,身心放松,双唇紧闭。然后让上下齿有节奏地相互叩齿,先叩磨牙50次,再叩门牙50次。

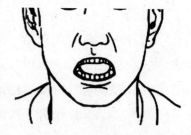

搅舌吞津:叩齿完毕后,两腮鼓起像漱口一样,鼓漱几十次,鼓漱时抖动要快;鼓漱完毕后,舌抵上腭,用舌头沿牙齿上下内外侧转搅一圈,再将口腔中产生的口水分3次缓慢咽下。

养生作用:

(1) 补肾。"齿为肾之余",而肾又是人体"先天之本"。肾气充沛,则牙齿坚固而不易脱落;肾气不足,则牙齿易于松动,甚至脱落。故叩齿能健齿补肾。

(2) 叩齿、搅舌都能催生口腔中的唾液,即"金津",咽津有助于脾的"运化"和胃的"腐熟"作用,起到健脾和胃的目的。

(3) 搅舌吞津还具有清洁牙齿,预防牙龈萎缩的作用。搅舌通过舌尖在牙龈周围转动,对牙龈组织起到按摩作用,能够很好地防治牙龈萎缩。

(4) 搅舌还可以刺激经络。脏腑通过经络与舌有着直接或间接的联系。如脾经经舌体,散于舌下;肾经循行舌根等,因此搅舌可以活动舌体,刺激相关经络,从而起到相应的保健作用。

(5) 美容作用。叩齿能促进面部血液循环,增加大脑血液供应,减少皱纹,延缓衰老;搅舌吞津同样可使面部肌肉运动,促进面部的血液循环,起到美容的作用。

注意事项:

(1) 叩齿的频率要适中,不宜过快,尤其是刚开始锻炼时要注意。

(2) 叩齿的强度要适中。尤其是老年人,不宜用力过大,以免损伤了牙齿。

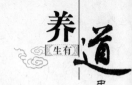

（3）不要在饭后马上进行叩齿吞津。应将口腔内的食物残渣清除后，再进行叩齿。

✖ 鸣天鼓、开天窗

"鸣天鼓"、"开天窗"是我国流传已久的养生保健方法。"鸣天鼓"一法最早见于丘处机的《颐身集》中，后来在《圣济总录》、《修龄要旨》、《河间六书》等书中都有记载，是较常用的防治耳部疾患的有效的养生方法。

具体方法：

"鸣天鼓"：两手掌心分别紧按在双耳上，五指尖朝向脑后，两手的食指指面放于中指的指背上，双手食指轻弹脑后枕部，反复做20次左右。

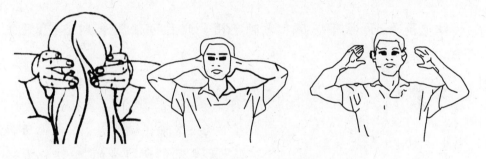

鸣天鼓　　　　　　　　　　　开天窗

"开天窗"：两手搓热，两掌心同时用力捂住双耳，再迅速将两手松开，反复做20次左右。

养生作用：中医认为，肾开窍于耳，耳通于脑，脑又为髓之海，肾虚则髓海不足，易导致头晕、耳鸣等症状。鸣天鼓、开天窗对耳部、脑部产生刺激，起到调补肾元、强本固肾的作用。长期坚持还具有增强记忆力、改善听力、防治耳鸣、养神安神等作用。

注意事项：敲击的强度要适中，不可过强，以免损伤耳膜；有中耳炎或鼓膜穿孔的患者不适宜做。

✖ 浴面

浴面，又称为干浴面，是中医养生中较为常用的保健方法之一。古

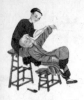

代养生家十分重视浴面，有"面宜多擦"之说。《孙真人卫生歌》曰："飞欲不能修昆仑，双手揩摩常在面。"

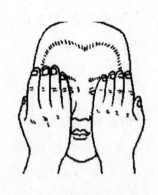

具体做法：将两手搓热，拇指分开，其余四指并拢，中指紧贴鼻翼两侧，先向上摩擦到前额发际处，再沿着发际向外、向下摩擦，经过下颌再回到鼻翼两侧，反复做20遍左右，早晚各一次。

养生作用：浴面能改善面部血液循环，增强皮肤弹性，具有减轻皱纹，润养颜面的作用；干浴面还能起到预防感冒，增强机体抵抗力的作用。

注意事项：面部有疮疖未愈时忌用。此种方法需长期坚持，效果明显。

❋ 梳头

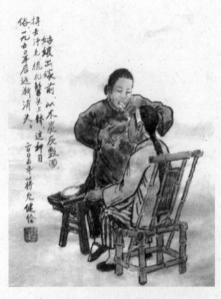

梳头这种保健方法，在我国历代都是养生家们所推崇的。《诸病源候论》有"千过梳头，头不白"之说。冷谦所著《修龄要旨》中就提出："面宜多擦，发宜多梳，目宜常运，耳宜常凝，齿宜常叩，口宜常闭，津宜常咽"。

具体方法：五指分开稍弯曲，用指腹触及头皮，从前发际正中开始，以均匀、适中的力量向头顶、枕部、颈项部依次梳理，然后再梳理头部左右两侧。早晚各一次，每次梳头至头皮微热即可。或使用梳子梳头。

养生作用：中医认为，头为一身之主宰，诸阳所汇，百脉相通。人体的十二经脉和奇经八脉都汇聚于头部，经常梳头，对头部起到按摩的作

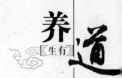

用,可使经络通畅,百脉调顺,具有疏经通络、开窍宁神、清心醒目的作用。

中医认为,发为血之余。气血充盛时,头发茂密色黑而有光泽;肝血不足,肾气虚时,头发色白而易脱落。常梳头可促进头部血液循环,加快头部细胞新陈代谢,使头发乌黑而有光泽,坚固发根,防止脱发。

❈ 熨目

中医认为,肝开窍于目,肝受血而目能视。因此,足厥阴肝经与目关系密切。肝脏出现问题时,往往可通过双目反映出来,肝血不足时,目失所养,会出现两眼干涩,视物不清等症。

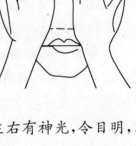

熨目是中医常用的眼部养生的方法。《诸病源候论》中就有关于熨目的记载:"鸡鸣,以两手相摩令热,以熨目,三行,以指抑目。左右有神光,令目明,不病痛。"

具体方法:将两手相互快速按摩发烫后,轻闭双眼,迅速将两手掌放于双目上以熨两目,反复数次;然后再依次按顺时针、逆时针旋转眼球各30次。

养生作用:熨目可使眼部经络血脉得以疏通流畅,眼部组织得以气血充足;眼球的转动可使眼部肌肉得以牵拉舒展,神经得以调节,从而使眼部的生理功能得到有效提高,从而防治眼疾。

❈ 撮谷道

谷道,即肛门,撮,即提;撮谷道,又称为提肛法,缩肛法,就是通过自主地、有规律地收缩肛门部的肌肉,达到强身健体的作用。唐代孙思邈在《枕中方》及清代汪昂的《勿药元诠》中都提倡"谷道宜常撮"。

具体方法:站、坐、卧位均可进行。放松身心,注意力集中于肛门部位。吸气时肛门上提,如忍大便;呼气时肛门放松。每日早、晚或便后做

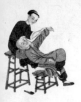

20～30 次。

养生作用：肛门位于人体督脉上，督脉为"阳脉之海"，具有调节全身诸阳之气的作用。经常撮谷道可提升中气，强壮脏腑。现代医学认为，提肛能够增强肛门括约肌功能，促进肛周血液循环，可防治多种肛肠疾病；提肛还能调节肠道功能，对于内脏下垂、子宫脱垂等疾病也有一定的防治作用。

✳ 搓腰法

搓腰法，古代称之为"摩肾堂""摩肾俞"。在高濂的《遵生八笺·清修妙论笺》中所载的"真西山先生卫生歌"中记载到："食后徐徐行百步，两手摩胁并腹肚，须臾转手摩肾堂，谓之运动水与土。"在徐文弼《寿世传真·修养宜行外功第一·分型外功诀》中记载的"腰功"方法之一即是搓腰法："两手擦热，以鼻吸清气，徐徐从鼻放出，用两热手擦精门（即背下腰软处）。"搓腰法可益肾健腰，是古代医家、养生家常用的保健养生方法。

具体方法：此功法站、坐位均可。先将两手掌搓热，将两手分别紧贴于背部脊柱两旁，两手尽可能摸到背部最高处，从上向下，直至尾骨，一来一回，反复擦搓，以自我感觉有热感为止。

养生作用：《黄帝内经·素问·脉要精微论》曰："腰者，肾之府。"经常搓擦腰部，能够强腰固肾，延年益寿。脊柱两旁是足太阳膀胱经所行之处，通过对腰部的摩擦，能够增强经络之气，促进气血运行，调和脏腑。搓腰法对于一些慢性腰肌劳损、腰椎间盘突出、坐骨神经痛等疾病，也有一定的防治作用。

✳ 摩腹

摩腹是我国古代医家、养生家常用的养生方法。隋代巢元方的《诸病源候论》曰："两手相摩令热，然后摩腹，以令气下。"陶弘景在《养性延命录·食诫篇》中讲到："食毕当行，行毕，使人以粉摩腹数百过，大益也。"唐代孙思邈在《千金翼方·退居》中曰："平旦点心饭讫，即自以热手

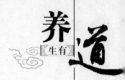

摩腹,出门庭五六十步消息之。中食后还以热手摩腹,行一二百步,缓缓行,勿令气急。"

具体方法:摩腹时站位、卧位均可。先将两手搓热,两掌相叠放于腹部,然后绕脐周顺时针方向,由大到小,摩腹36周,用力适中,或不计次数,以自我感觉腹部暖热为宜。

养生作用:中医认为,脾胃为"后天之本"、"气血生化之源",六腑"以通为顺"。摩腹可增强脾胃功能,调脾益胃,从而疏通人体气机升降;通过对腹部穴位保健要穴"关元"、"气海"等穴位的刺激,能促进人体气血阴阳的平衡,培补元气,从而达到强身健体的作用。

现代医学认为,摩腹能增强胃肠功能,促进胃肠道血液和淋巴液的循环,增强消化和吸收功能;摩腹能加快肠道蠕动,加快粪便排出体外的速度,有预防大肠癌的作用,还能起到防治老年人习惯性便秘的作用;通过对腹部肌肉的按摩,能使肌肉强健,减少腹部脂肪积聚。

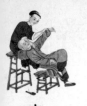
第三章 常见疾病的中医运动养生法

在日常生活中,随着人们生活节奏的加快、年龄的增长及生活方式的不当等因素,人们的身体难免会有不适,或罹患各种慢性疾病。但通过正确的、长期的运动锻炼,大多数疾病基本是可以防治的。运动锻炼要求机体主动参与,能够激发机体自身的功能的调节,主动提高自身生理机能,且无药物所带来的副作用,是一种较好的养生康复方法。

冠心病

冠心病全称为冠状动脉粥样硬化性心脏病,指冠状动脉粥样使血管狭窄或萎缩,和(或)因冠状动脉功能性改变(痉挛)导致心肌缺血缺氧或坏死而引起的心脏病,统称为冠状动脉性心脏病,或简称冠心病,亦称缺血性心脏病。西医认为冠心病是由于胆固醇嵌于动脉内壁使冠状动脉狭窄,会使心脏血流减少,导致心肌缺血,冠状动脉粥样斑块破裂并形成血栓阻塞管腔,使心肌完全失去供血,会出现心梗或猝死。

冠心病中医称为胸痹,以胸部闷痛,甚则胸痛彻背,喘息不得卧为主症的一种疾病,轻者仅感胸闷如窒,呼吸欠畅,重者则有胸痛,严重者胸痛彻背,背痛彻心。中医分析认为本病症的发生多与寒邪内侵,饮食失调,情志失节,劳倦内伤,年迈体虚等因素有关。病机为心脉痹阻,病位在心,涉及肝、脾、肾三脏。是本虚标实,虚实夹杂。本虚为气虚、阴伤、阳衰、心脾肝肾亏虚,功能失调,心脉失养;标实为寒凝、血瘀、气滞、痰浊、痹阻胸阳,阻滞心脉。胸痹的临床表现最早见于《内经》。胸痹的病名首见于张仲景的《金匮要略》,《太平圣惠方》将心痛、胸痛并列,《玉机

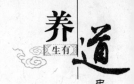

微义》对心痛和胃脘痛有了明显的鉴别,《医林改错》以血府逐瘀汤治疗胸痹心痛等。

【中医运动养生法】

(一)微动做操

优点:微动做操运动量不大,很适合冠心病病人学习,但在心绞痛发作频繁时应适当控制,做操的时间可以安排在清晨或傍晚。

(1)原地踏步,自然站立,两脚紧紧抓住地面,精神集中,意沉丹田。腹式呼吸,以看到腹部波动为度。自己默数一个八拍。呼气时,一侧手上抬,一侧从体侧缓缓放下,成180°身体保持直立。恢复体位。如此反复数次。

(2)体外心脏按摩运动:两手掌心擦热,左上臂自然下垂,右手掌放于心脏区,用力,循内、上、下、外、下线路,在心脏区域呈顺时针方向轻柔缓慢地环形按摩(切勿做逆时针方向按摩)。按摩1圈为1次,周而复始,速度宜慢。1分钟按摩20~30次,连续按摩32次,可重复进行四个八拍。

(3)整律运动(握拳运动):正身直立,自然站立。两臂向前平举紧握拳,中指尖叩紧劳宫穴,拇指外包。呼气时手掌放开。共握8次,即第一个八拍。掌心向下。呼气时,两手拇指外包,呼气时手掌放开。臂侧平举,掌心向下,进行握拳运动。动作相同,进行第二个八拍。臂上举,掌心相对,行握拳运动,其余动作同步骤一,进行第三个八拍。两臂下垂,掌心向内,行握拳运动。动作同步骤三进行四个八拍。

上述运动共进行四个八拍。心律不齐患者可重复进行四个八拍,握拳运动的速度以每分钟30次为宜。心动过速患者握拳速度可减少到每分钟10次左右,心动过缓患者每分钟可增加10次左右。握拳宜紧,放开时五指舒展放松但中指微用力,动作要均匀。

(4)扩胸运动:自然站立,双臂肘关节在胸前交叉。左手在上,右手在下,掌心斜向下,五指自然张开,中指微用力。呼气时,肘关节逐减用力慢慢回到上面动作,掌心斜向下,如此反复进行。上述动作共进行四个八拍,即 32 次,最好面对初升的太阳做操。有胸闷、肩背痛者可再做四个八拍。

(二)发作期的医疗保健操

本操可在冠心病症状明显发作期间在床上进行。随病情好转可在医护人员指导下,取坐式或站式进行。

(1)第一节:擦面

两手掌擦面,由前额经鼻柱两侧下擦至下颚部,再向上擦,一上一下为 1 次,擦 32 次。

(2)第二节:叩齿、舌轮转、吞津

叩齿:精神集中,牙齿互相轻叩数次,不可过分用力相碰。

舌轮转:口微合,用舌尖在口腔内向左轮转 18 次,然后向右轮转 16 次,使津液满口。

吞津:自然腹式呼吸法 10 次,然后将口内津液在呼气完毕时分三次咽下。

(3)第三节:腹式呼吸运动

仰卧或右侧卧位,双目微合,排除杂念,意沉丹田,做腹式呼吸,口微闭,取静呼吸法,感觉腹部随呼吸起伏为度。吸气与呼气时间大致相同,可呼吸 32 次,也可多做。

(4)第四节:加强吸气呼吸法

自然站立,目平视,全身放松,排除杂念,意沉丹田。做自然腹式呼吸,鼻吸鼻呼,亦可鼻吸口呼。每次呼吸时,吸气稍延长。呼吸气时尽量做到轻柔。用口呼气时须上下齿靠拢,口微闭。加强吸气须在自然的基础上循序渐进进行,以自觉舒适为度,吸气不宜过深、过长,切不可硬练和憋气。每次可呼吸 32 次,根据体力可酌情多做或少做。

注意:本节只适宜于体力条件允许起床站立的患者,体质弱须卧床休息的发作期患者,则可取坐式或卧式。

(5)第五节:加强呼气呼吸法

自然站立,要领是加强呼气的自然腹式呼吸。鼻吸鼻呼,亦可鼻吸口呼。吸气时头微抬起,呼气时头微低下。每次呼吸时,呼气稍延长。

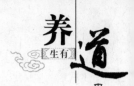

呼吸要力求静、细柔、缓。加强呼气须在自然的基础上。切忌做过深过长的呼气,也不要硬练和憋气。每次可呼吸 32 次,根据体力可酌情多做。不能起床站立的患者,则可取坐式或卧式。

(三)睡前和起床时的床上健身法

适用于不能到户外运动的老年冠心病病人,只要在起床或睡前做一下动作,也同样可以起到锻炼保健的作用。

(1)坐在床上、两腿伸直并拢,脚尖尽量向下绷直,双臂向前伸直,双手掌心朝脚尖方向做推的动作。同时,上身前俯,向外呼气,双手应尽量向脚尖方向推,保持姿势 3 秒钟,收回手掌,并吸气。连续往返 30 次,每天早晚各做一遍。

优点:按摩内脏、调理肠胃功能的作用,可以预防和治疗冠心病、消化系统的疾病。

(2)用棉布缝制一个长约 1 米、直径约 35 厘米的布口袋,用棉絮或海绵填充好,做成一个椭圆形的长枕。睡眠时应侧卧,双臂抱枕,长枕下段可垫在大腿下面。

优点:有助于睡眠,减轻"晨僵"现象,预防和治疗关节炎,利于冠心病患者长期卧床带来的合并症状。

(3)双腿盘坐在床上,双手掌放在膝盖上,双目微闭,舌抵上腭,以腰部为轴,慢慢旋转,旋转时腰部要尽量弯曲,上身前俯。先自右向左旋转 30 次,再反方向旋转 30 次,每旋转 1 次约 25 秒钟,全部完成约 30 分钟左右,一般在睡前进行。

优点:调节冠心病者的大脑安稳睡眠,对消化不良和便秘有预防和治疗作用

高血压

高血压病是以体循环动脉血压持续升高,成年人收缩压≥140 mmHg(18.4 kPa)和(或)舒张压≥90 mmHg(12.0 kPa)为临床主要表现,伴或不伴有多种心血管危险因素的综合征。本病是最常见的慢性病,也是心脑

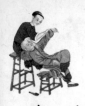

血管病最主要的危险因素,脑卒中、心肌梗死、心力衰竭及慢性肾脏病是其主要并发症。

现代医学在高血压的分类方面,有多种划分法。如将其分为原发性和继发性两类。原发性高血压是指病因尚未十分明确的高血压。由其他已知疾病所致的血压升高,则称为继发性或症状性高血压。根据年龄可分为老年人高血压和儿童高血压;以发病的急缓程度可分为急进型和缓进型高血压。本病的发病原因目前尚未完全清楚,目前明确的致病因素有遗传因素、膳食因素、职业和社会心理应激因素及其他因素如超重或肥胖、吸烟、年龄增长和缺乏体力活动等。

本病属于中医学的"眩晕"、"头痛"等范畴。中医对此病早有记载,如《灵枢·海论》:"髓海不足,则脑转耳鸣";《类证治裁·眩晕》曰:"由肝胆乃风木之脏……震眩不定。"指出因虚致眩,而眩晕与肝脏关系密切;孙思邈《备急千金要方·风眩》首次提出"风眩",指出本病的病因主要是机体阴阳失调,附加精神长期紧张,忧思恼怒或过嗜酒辣肥甘,而致心肝阳亢或肝肾阴虚,两者互为因果,或并可发生化火、生痰等现象。

目前治疗高血压的一些措施,包括药物治疗和非药物治疗。国内外经验表明,控制高血压最有效的办法是防治,对健康人群施以健康教育和健康促进为主导,提高整个人群的健康水平和生活质量。运动养生对防治高血压病有良好的疗效,掌握运动养生的疗法,可以调和气血,平调阴阳,达到降压的目的。

【中医运动养生法】

(一)太极拳

太极拳为"意、气、形"三者合一的运动,可使肌肉松弛,血液循环加快,心脏负担减轻。心脏功能增强,血管松弛,从而促使血压下降。此法深受广大高血压病患者的欢迎。适用于高血压各期患者。太极拳种类繁多,有繁有简,可根据每人状况自己选择。可以每天练习20～30分钟,如二十四式太极拳,重复3～5遍,每次练习前后,做准备活动和整理活动。

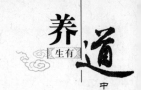

（二）活动脚踝

中医认为，脚部是人的"第二心脏"，而脚踝是胸部血液流动的重要关口。通过做体操或按摩，使脚踝由僵硬状态转化为柔软灵活状态，不但可以使回心血液顺畅地通过脚踝，还可以缓解高血压的症状。考虑到老年人需要简便、安全运动的特点，建议老年高血压患者在活动脚踝的时候，做以下几个动作：

（1）上下活动脚踝：坐在椅子上或床上，一只脚着地，另一只脚略微伸直，配合呼吸活动脚踝及脚掌。即呼气时脚尖尽量向下压，吸气时脚尖尽量往上钩。呼吸速度不宜太急，两脚各做 10～20 次。

（2）旋转脚跟：以跷二郎腿的姿势，将左脚抬起，置于右侧大腿上，以右手手指能轻易握住左脚趾为标准。然后左手握住左脚踝的上方，使脚踝不致移动，右手握住左脚前掌，向左右各旋转 10 次，然后换右脚来做。

（3）伸直脚踝：跪坐，脚背朝下，上身缓缓向后仰，以尽量拉伸脚踝前端的肌肉（此刻脚踝被拉得很酸），保持这个姿势约 1 分钟或更长。

（4）强化脚踝：可以站在台阶上或木板上，两脚脚尖前 1/3 着地，其余 2/3 悬空站立。为强化脚踝力量，可踮起脚尖，放下，再踮起，再放下，共做 10 次。

活动脚踝时，使脚踝有舒适、略微发热的感觉，就可起效。老年人可以根据自身情况，选择每天早晚散步后，或者睡前、睡醒后，规律性地锻炼脚踝，长期坚持下去会有好的效果。

（三）降压操

（1）普通降压操

①姿势：通常采用卧位、坐位或立位。取自然站立姿势，要求两足开立与肩宽，稍内向呈内八字，膝微屈，头顶悬，胸内含，腋虚回，两手下垂，虎口微向前，下蹲内收，身躯有前倾之感。

②呼吸：自然呼吸，鼻吸鼻呼，吸气时舌贴上颚，呼气时复原。注意吸气不要用力上提，否则易刺激交感神经兴奋，引起血管收缩，使血压升高。呼气可适当延长。因呼气可舒张血管，使血压下降。

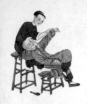

③意念：入静后，配合在意念指导下的导引，两手缓慢上升至膻中穴平面，以中指为准，在上升时的吸气不用意念，随之两手掌配合呼气往下按至丹田。此时之意念是有如数股温热之水流自上而下地淋浴全身，头脑无比清醒。双目微闭视鼻尖。如此反复做 20～30 分钟以上为 1 次。时间可逐渐延长。每日做 1～2 次。

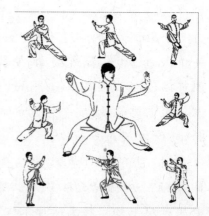

④收功：练功完毕，要逐步收功。先将一只手掌心放在小腹部，另一只手的掌心贴在这只手的手背上，思想集中于小腹部静养 2～3 分钟，然后慢慢张开眼睛，搓一搓手，做几节按摩，然后穿衣。

通常练功 6～9 次后，收缩压可降低 20～40 mmHg，舒张压降低 10～20 mmHg，只要持之以恒，定可收到降压之效果。血压降至正常后，可改练站桩功，其姿势和降压功相同，两手呈抱球状，手面不要过高，呼吸要均匀细长，以每分钟 8～10 次为宜。每日早晚各练功 1 次，每次 30～60 分钟，并坚持锻炼。

（2）放松降压操

①姿势：一般采用坐式，患者平坐椅子上，两腿分开，与肩同宽，膝部弯曲约呈直角。两手平放大腿上，肘部自然弯曲，头身端正，不俯不仰，含胸拔背，目口微闭，稍带笑容。姿势要合乎生理状态；力求重心稳当，轻松舒适，活泼协调。

②呼吸：呼吸应平稳，诱导入静，姿势摆好后，先吸一口气，再轻轻地呼出，但不可过度呼出。呼吸应与全身放松同步进行。顺序为：头→颈→肩→手臂→胸→腹→大腿→两脚，自上而下逐步放松。一般在吸气时想某一部位，呼气时默念"松"，反复几遍。

③气沉丹田：在身体安静、全身放松后，在呼吸的同时，想象气下沉到小腹部，使松软的小腹随着呼吸而起伏。

每次锻炼时间为 20～30 分钟/次，能收到明显的降压效果。锻炼的

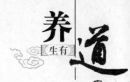

要领在意守、气血下行和全身放松。呼吸不强调深长,而要自然吐纳。坚持锻炼1~2个月后,疗效可逐渐显效。

(四)走鹅卵石

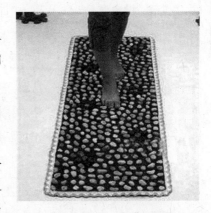

此种健身方法已有近两千年的历史,属于中医足底按摩的范畴。中医认为,足与全身五脏六腑通过经络密切相连。足三阴起始于足,足三阳终止于足,手三阴和手三阳通过表里关系与足的同名经络连接,奇经八脉中的阳维脉、阴跷、阳跷脉也都起源于足部。足底穴位极为丰富。医疗实践表明,通过按压足部的穴位可以改善机体各组织器官的功能。经常在鹅卵石上行走,刺激和按摩足底,可直接刺激相当于脏腑的穴位,起到平肝降火、潜阳补肾的作用,从而调和气血,平调阴阳,达到降压的目的。走鹅卵石的时间应控制在15分钟左右。刚开始走鹅卵石时,脚会比较疼,不应该勉强坚持走很长时间,要循序渐进地增加锻炼时间;早晨鹅卵石较凉,可能会使关节受凉疼痛,应尽量选择接受一天的日光后较温暖的鹅卵石路。锻炼后洗完脚,最好用于毛巾把脚擦至发热,这样能够改善足部微循环。

糖尿病

糖尿病是慢性血葡萄糖水平增高为特征的代谢疾病,是由于胰岛素分泌和(或)作用缺失所引起。

现代医学对糖尿病的认识为:糖尿病是由于不同病因与发病机制所引起的体内胰岛素绝对或相对不足,导致糖、蛋白质和脂肪代谢障碍,而以慢性高血糖为主要临床表现的全身性疾病。

中医认为糖尿病为消渴。消渴是以多尿、多饮、多食、乏力、消瘦,或尿有甜味为主要临床表现的一种疾病。消渴之名首见于《素问·奇病

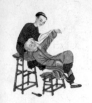

论》,《内经》还有"消瘅"、"肺消"、"膈消"、"消中"等名称的记载,认为五脏虚弱、过食肥甘、情志失调是引起消渴的原因,内热是其主要病机。《金匮要略》立专篇讨论,最早提出治疗方药。《诸病源候论》论述其并发症:"其病变多发痈疽。"刘河间对其并发症作了进一步论述。《宣明论方》指出:消渴一证"可变为雀目或内障"。《儒门事亲》:"夫消渴者,多变聋盲、疮癣、痤痱之类","或蒸热虚汗,肺痿劳嗽"。《证治准绳》对三消分类作了规范。消渴的常见病因禀赋不足、饮食失节、情志失调、劳欲过度。消渴的主要病机及转化消渴的病位主要在肺、胃、肾,尤以肾为关键。基本病机为阴津亏损,燥热偏胜,而以阴虚为本,燥热为标。病理性质属本虚标实。

在临床治疗中除了饮食及药物治疗外,运动疗法是目前行之有效而最具可行性的非药物治疗方案。

【中医运动养生法】

(一)太极拳

太极拳运动是中华民族传统养生运动项目之一,主要特点是平和、舒缓、协调性强,讲求"意识"的作用,通过意识的主动参与,引导肢体进行运动,因而太极拳运动应在维持调节机体神经内分泌平衡方面起到更有效的作用。太极拳健身法本试验采用国家体育总局编写24式简易太极拳。

练习方法及步骤:学习阶段集中练习太极拳,一次学习太极拳3组或4组动作,循序渐进。每周由专人组织带领练功,每周3次,每次30～40分钟,运动前进行伸展运动热身,运动后要进行放松运动,以保证锻炼强度及效果。

(二)降糖拍手操

拍手操是一种简易运动,可以改善上下肢的协调性,促进全身血液循环,舒筋活血,特别是对末梢神经的改善。如果每日散步后1小时做拍手操(20～30分钟活动),还可以降低餐后血糖。

(1)第一节:双脚原地踏步加上双手交替拍手,自己默数四个八拍。

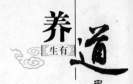
（2）第二节：双手向左、向右、向上同时双脚向左、向右、向前迈步活动。一共四个八拍。

（3）第三节：双手向左、向右各拍手四个八拍，同时双脚向左移动四拍，双手向右、向左各拍打同时双脚向右移动四拍。

（4）第四节：（四个八拍）双手向左、向右各拍手二拍，中间拍手二拍。双脚向前、向后"V"字步各四拍。

（5）第五节：与第一节相同。

（三）导引方法

方1：口干导引法

采取自由盘膝坐式，全身放松，调息入静。用手搓左右足心的涌泉穴各36次。每日按时做功，口中有津时缓缓咽下，咽6次后再重复上述动作数次。再接练运功，净心安神，舌尖轻托上腭，意守腭垂，意想腭垂后有一井凉水，渐提入门，再缓缓咽下。

方2：消渴导引法

取坐式或卧式，全身放松，调息静心。舌抵上腭，意守两肾处，以意引气意想肾水沿督脉上至心脏，心头之火。两眼注视两脚，意想肾水洗至全身。

方3：养阴导引法

取坐式或卧式，全身放松，调息静心，舌抵上腭，意守喉下，意想有一井凉水，以意引气，将凉水提到口中，或舌抵上腭，或舌压下腭，口中可自生律液，然后再缓缓咽下。以意引气，从涌泉升至命门，复从命门沿督脉上至头顶百会，再从百会向前沿任脉下行至口中，津液满口再鼓漱3～6次，分3次徐徐咽下，以意念引至下丹田。

方4：松静功

练功前需休息20分钟左右，安定心神。①坐式：应用宽凳子或椅子，高度以使练功者的膝关节弯曲90°为宜，头颈和上身坐直，胸部略向前稍俯，不挺胸，臀部向后微凸出，但背不弯不曲。若是盘膝坐，两手相握或两手重叠向上，贴于小腹前或小腿上，姿势端正后，两目微闭，注视鼻尖，口齿微闭。②卧式：仰躺床上，枕头高低以舒适为度，两手放在身

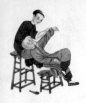
两侧,肘臂放松,手指微曲,放于大腿两侧;或两手交叉相握,轻放小腹上,两腿自然平伸,两脚自然分开,两目微闭,口齿轻闭。③站式:身体自然站立,两膝微屈,两脚平行分开同肩宽。臀稍向下坐,腰髋部用力。上身保持端正,腰脊放松,肩肘稍向下沉,但不用力。虚腋、曲肘、两臂自然下垂,稍作外撑,掌心向下,五指分开,微作弯曲,意如轻按水上之浮球。

放松:消除一切紧张,达到全身放松,强调自然舒适,气闭丹田。顺序为自头上向脚下放松,头部放松,头轻轻顶起;两肩放松,垂肩坠肘;胸部放松内含,腹部放松回收;腰部放松挺直,全身无紧张不适之处,精神放松。

呼吸:吸气时默念"静"字,呼气时默念"松"字,放松得越好,入静就越快,做到呼吸自然柔和,使气沉丹田,即练功家所说的"息息归根"。

静坐:练完呼吸法之后,接着练静坐法,开始时,杂念较多,思想难于集中,用意守丹田,让杂念自来自消,如仍有杂念,可用听呼吸的方法排除。听,不是听鼻子呼吸的声音,而是将听觉的注意力集中于一呼一吸的下落,至于呼吸的快慢、粗细、深浅都不要去管它,听至杂念完全消失,就是入静了。

收功:练完气功后,不要急于起来,要以肚脐为中心,用一只手掌心按在肚俯上,另一只手的掌心贴在这只手的手背上,两手同时以肚脐为中心,由内向外,从小圈到大圈缓缓划圈,左转30周,稍停,再由外向内。从大圈到小圈。右转30圈,到肚脐处停止,收功,然后活动活动身体,也可配合太极拳、八段锦、慢跑等,则收效更大。

失 眠

失眠通常指患者对睡眠时间和(或)质量不满足并影响白天社会功能的一种主观体验,包括入睡困难、时常觉醒及(或)晨醒过早。可引起人的疲劳感、不安、全身不适、无精打采、反应迟缓、头痛、记忆力不集中等症状,它的最大影响是精神方面的,严重一点会导致精神分裂。

现代医学认为造成失眠的原因很多,精神紧张,兴奋,抑郁,恐惧,焦

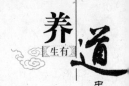

虑,烦闷等精神因素常可引起失眠;工作和学习压力过重,环境改变,噪音,光和空气污染等社会环境因素是另一重要原因;晚餐过饱,睡前饮茶和咖啡这些不良生活习惯也会造成失眠。

中医认为失眠是由于情志、饮食内伤,病后及年迈,禀赋不足,心虚胆怯等病因,引起心神失养或心神不安,从而导致经常不能获得正常睡眠为特征的一类病证。主要表现为睡眠时间、深度的不足以及不能消除疲劳、恢复体力与精力,轻者入睡困难,或寐而不酣,时寐时醒,或醒后不能再寐,重则彻夜不寐。失眠的病因以情志、饮食或气血亏虚等内伤病因居多,由这些病因引起心、肝、胆、脾、胃、肾的气血失和,阴阳失调,其基本病机以心血虚、胆虚、脾虚、肾阴亏虚进而导致心失所养及由心火偏亢、肝郁、痰热、胃失和降进而导致心神不安两方面为主。

体育锻炼预防失眠以持之以恒、运动适量为原则,根据自己的体质、体能、基础、兴趣爱好等选择适量的体育活动,如:打拳、慢跑、快走、游泳等。锻炼时间选择在下午4点至5点或晚间9点前为佳。锻炼后,再用35～38℃的温水泡脚并按摩足底“涌泉穴”50次左右,或在锻炼后半小时,洗个热水澡,临睡前再喝一小杯温牛奶(可适量加糖),对防止失眠很有好处。

【中医运动养生法】

(一) 气功

(1) 姿势:站式和坐式两种。

①站式:两足分开,与肩同宽,两脚尖稍往里扣。两膝关节微弯曲,略前倾,合胸拔背,沉肩垂肘。两手自然伸开,四指微曲与拇指相对。置于胸前如抱球状,双目微闭,额部放松下沉。

②坐式:一般采用自然盘腿势,两小腿交叉置于大腿下,足掌朝后外方向,头颈躯干自然平直端正。两上臂自然下垂,两手十指交叉互握,或一手置于另一手上放在腹前大腿之上,双目微闭,额部放松下沉。

(2) 呼吸:初练时采用自然呼吸法,即不改变原来的呼吸方法,任其自然,不用意识呼吸。练功到一定阶段后,可采用深长的胸腹混合呼吸

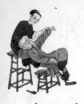
法,即吸气时先将腹部鼓起。然后胸部扩张,呼气时先腹部收缩,再胸部收缩,呼气稍长于吸气,整个呼吸逐渐达匀细、深长、缓慢。吸气经鼻,呼气最好经口,忌满吸满呼,以免产生憋气、引起头晕等症状。这种呼吸法,应逐渐由不自然到自然,出粗变细,由短变长,让其自然形成。

(3) 意念调节练功:意念调节,即放松大脑活动的紧张状态。练习放松法的重点是把额部放松,眉头舒展,达到思维下沉。如能做到这一点,则杂念一般能够破除,入静即可到来。

(4) 辅助疗法:先擦热双掌,然后将两手掌贴于面颊,两手中指起于迎香穴,向上推至发际,经睛明、攒竹、瞳子髎等穴,然后两手松开自两侧经额角而下,食指经耳前返回起点,如此反复摩擦30～40次。

(二) 入眠操入睡法

(1) 浴面操:静坐,身心放松,闭目,双手掌置于鼻两侧,从下颚部向上搓面部至前发际。自下而上,再自上而下反复搓面部50～60次。手法宜轻柔,不能过分用力。

(2) 眼操:用右手拇、食二指,分别轻按眼球,先按顺时针转动方向按揉30次,再反方向按揉30次;然后换左手拇、食二指,按揉双目30次。注意手法,指力均应轻柔。

(3) 躯干摆动:两脚开立,稍宽于肩,双手叉腰,左右摆动身躯。两侧各摆动30次。躯干摆动时,应做到身心放松。

(4) 挠环肩臂:两足开立,双手放于肩上,两肘由前向上、向后、向下绕环,绕至开始姿势。反复做30次,动作速度宜适中,不能太快,也不宜太慢。

(5) 深呼吸下蹲:立姿,吸足气后,身体做屈膝下蹲,同时慢慢呼气,头下垂于两膝间,双手臂放于两腿外侧,然后逐渐展体吸气,还原成立姿。反复做12次,下蹲与展体后恢复成立姿时,动作要缓慢,呼吸要深些。

注意:①本方法是简单易行的促进睡眠的方法,适合于各个年龄段的人群。②严重高血压、冠心病患者慎做此操,或在亲属陪同下进行。

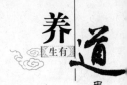

（三）保健功

（1）耳功：古称鸣天鼓，先用两手按摩耳轮各 18 次，然后用两手鱼际处按压耳屏，堵塞耳道，手指放在后脑部，用第二指压中指并滑下轻弹后脑部 24 次，可听到咚咚声。优点：可协调脏腑经络功能，并可给大脑以温和刺激，调节中枢神经，防止失眠。

（2）叩齿：上下牙齿轻叩 36 次，用力由小到大，以轻轻作响为度。此法可防治牙病，加强消化功能，防治肾虚失眠。

（3）舌功：古称赤龙搅海。用舌在口腔内上下牙齿内外运转，左右各 18 次，产生津液暂不下咽，接着漱津。

（4）漱津：闭口。将舌功所产生津液鼓漱 36 次，然后分三小口咽下。咽时意念诱导津液慢慢下达丹田。优点：有交通心肾，改善消化功能。对心烦失眠健忘等症疗效很好。

（5）目功：轻闭双眼，拇指微曲，用两侧拇指关节轻擦两眼皮各 18 次，再轻擦眼眉各 18 次，接着轻闭双眼，眼球左右旋转各 18 次，最后双眼由近向远眺望。优点：可缓解咽部疲劳，舒肝解郁，防治心烦失眠。

（6）搓腰：先将两手搓热，再以两手搓腰左右各 18 次，以命门和肾俞分为中心，可上下搓，也可左右样。优点：可壮腰健肾，调整内分泌功能，防治各种失眠。

（7）丹田：将双手搓热，先用左手手掌，沿大肠蠕动方向绕脐做圆圈运动，即由右下腹至右上腹、左上腹、左下腹而返。右下腹，如此周而复始 100 次.再以右手搓丹田 100 次。优点：可健脾补肾，加强内脏血液循环，防治各种失眠。

（8）涌泉：用左手食指擦右足心（以涌泉穴为中心）100 次，再以右手食中指擦左足心 100 次。优点：可交通心肾，引气血下行，防治高血压和失眠症。

（四）清晨卧床保健操

此法可以消除夜晚睡不好觉，早晨起床后浑身乏力等症状。坚持练习卧床保健操，不但能消除疲劳，有益康寿。更重要的是通过坚持锻炼还可以调整身心，益于恢复正常睡眠。

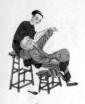

（1）腭叩齿：先静心凝神，后用舌尖轻舔上腭，待津液增多再缓缓下。稍停片刻，将牙齿上下合齐，先叩大牙，再叩前齿各15次。

（2）睛弹百：双目眼球顺时针旋转10次，向前注视片刻，再逆时针旋转10次，运转完毕，双目紧闭，两手掌心紧掩双目，十指压后脑，以第二指弹敲中指，扣到咚咚响声，敲弹10次。

（3）摩颈椎：仰卧，十指交叉，托住后脑，引颈缓缓伸向前下方，以下颌抵近锁骨为度，连续做7次，然后头部分别向左右两侧转动，耳触枕为度，做7次。侧卧，将拇指和食指分开，沿腰椎两侧由上而下，左右椎摩，往复做10次。

（4）耸肩扩胸：两手握拳，双肩用力向上耸起，然后缓缓放下，连续做7次。两手垂直，手掌向外，略向左右拉开，同时扩胸，以肩和胸部有舒适感为度，反复做7次。

（5）按肚摩腹：仰卧，下肢略分开。将左右手按腹两侧，先以掌心向顺时针按摩7周，再按上法逆时针按摩7周，最后两手相叠，在脐周按摩，手指渐渐展开，扩大按摩区的范围，以舒适为度。

（6）吐纳收肛：仰卧，全身放松，双手重叠放在小腹部，吸气，腹部陷下，同时肛门收缩上提，持续5秒钟，同时呼气，腹部鼓起，同时肛门放松，重复做10次。

（7）跷足提踵：侧卧，下肢半拢伸直。先用力使双足尖缓缓翘起，以足背有紧绷感为度，连续进行8次。

（8）收势：上述各式操练结束，闭目养神15分钟。

（五）睡功

此功法可治疗因心脾两虚，心肾阴虚而形成的失眠。

仰躺床上，全身自然放松，双足分开约与肩同宽，两手自然放置身体两侧。掌心朝上，舌抵上颚，唇齿轻闭，眼睛轻闭，意念随息，默数呼吸，鼻吸鼻呼，松紧自然，3～5分钟。接上式，双手轻置脐上，男左手在下，女右手在下，另手覆盖其上，双足交叉相叠，行"大吐纳法"，先轻启双唇，呼吸时"慢、匀、长、缓"，将腹内气尽量吐出，气吐尽后，闭气3～5秒，放松、嘴轻闭，舌抵上颚，以鼻吸气至腹，如此反复至睡着。

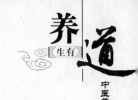
胃下垂

胃下垂是指站立时，胃的下缘达盆腔，胃小弯弧线最低点降至髂嵴连线以下，十二指肠球部向左偏移为主要体征的一种病症。轻度胃下垂多无症状，中度以上者常出现胃肠动力差、消化不良的症状。

现代医学认为多是由于膈肌悬吊力不足，肝胃、膈胃韧带功能减退而松弛，腹内压下降及腹肌松弛等因素，加上体形或体质等因素，使胃呈极底低张的鱼钩状，即为胃下垂所见的无张力型胃。凡能造成膈肌位置下降的因素，如膈肌活动力降低，腹腔压力降低，腹肌收缩力减弱，胃膈韧带、胃肝韧带、胃脾韧带、胃结肠韧带过于松弛等，均可导致下垂。胃下垂分为先天和后天两类。

中医称之为胃缓，是指人中气下陷，升降异常，胃脘弛缓，从而出现脘腹痞满，坠胀不舒，胃脘疼痛，辘辘有声等以脾胃虚弱为特点的一种慢性病。胃缓一词，首见于《黄帝内经》，《灵枢·本藏篇》有"肉（月困）不称身者，胃下，胃下者，不管约不利"的记载。中医认为胃下垂的发病多为饮食失调，疲劳过度，情志内伤，寒湿之邪及脾胃虚弱有关；而脾胃虚弱又可为本病久治不愈的继发因素。

胃下垂患者积极参加体育锻炼有助于防止胃下垂继续发展，还可因体力和肌力增强而增强胃张力，胃蠕动，改善症状。但要注意的是餐后不宜立即运动，应保证餐后有30~60分钟的休息，因为餐后即运动会因食物的重力关系而使胃下垂程度加重。餐前散步餐后卧是胃下垂最好的方式。胃下垂患者应当注意养成良好的饮食习惯，定时定量，对体瘦者，应增加营养。应积极参加体育锻炼，如散步、练气功、打太极拳等，预防该病，还必须保持乐观情绪，也可采用简便易学的健身法。若已患慢性消化性疾病，应积极彻底治疗，以减少该病的发生。

【中医运动养生法】

（一）床上卧位运动法

（1）双腿抬高。仰卧位，两下肢伸直，同时腹肌收缩，使两下肢抬起，与床面成直角，再慢慢放下。抬起时吸气，放下时呼气，全身肌肉放松。重复10次左右。

（2）屈膝抬臀。仰卧位，屈膝，两足底踏床面，将臀部抬起，然后将臀部放下，抬起时吸气，要求腰背肌紧张用力，并将肛门收缩上提。臀部放下时呼气，肌肉完全放松。重复10～30次。

（3）抱膝压腹。仰卧位，两手抱膝压腹部，上身稍抬起。还原时两手松开，两腿伸直，反复进行，以加强腹肌力量。重复10～30次。

（4）屈腿仰卧起坐。仰卧位，屈膝屈髋，两手指交叉抱头后枕部，开始练习时可借助床头的横挡压住足背，然后练习仰卧起坐，待腹肌锻炼有一定力量后，可不借助床头横挡，自行练习仰卧起坐。此练习可增强腹肌和髂腰肌力量。重复10～20次。

（二）呼吸操

①平卧在床上，一手放在胸部，一手放在腹部，平静的呼吸。②坐在椅子上，两手自前方向上举，挺胸吸气，手放下，呼气。③平躺，双手向两侧平举，屈曲肘部，使手指接触肩部，恢复侧平举，然后放下。两手向前平举，向上举，向两侧平举，然后放下。两手轮流握拳向前伸直收回。两手握拳两手同时伸直和收回。④在椅背上做俯卧撑。⑤在平地上做俯卧撑。⑥坐位，双手叉腰，挺胸，两肘同时向后张。然后，向前弯腰和伸直。双手叉腰，向两侧弯腰和伸直。然后，向两侧旋转上身。⑦坐位，两腿轮流向前伸直收回；两腿轮流向前踢起，屈曲放下，两腿伸直，分别向外侧分开收回。然后，手扶椅背下蹲站起。最后原地踏步，高抬腿挪步，行走，高抬腿行走。

（三）卧位运动

两腿轮流屈曲，使腿尽量靠近胸部；然后同时屈曲两腿，使膝盖靠近胸部；两腿轮流抬起成45°，两腿同时抬起成45°；两腿轮流屈曲和伸直，

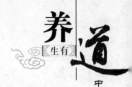

呈蹬自行车状；两腿同时抬起并放在两侧最远处；两腿同时并拢抬高，放在一侧最远处；侧卧，一腿抬起放下；侧卧，两腿同时抬起然后放下；仰卧，头部抬起，放下；仰卧，头和上身抬起放下；双手向前伸直，坐起，用手指碰脚尖；双手叉腰，坐起，躺下；双手抱头，坐起，躺下；双手侧举，两腿分开，手指碰对侧脚尖；两腿屈曲，同时抬高臀部腰部；同时一腿伸直，另一腿屈曲，同时抬高臀部和腰部。

肺气肿

肺气肿是指终末细支气管远端气腔(呼吸性细支气管、肺泡管、肺泡囊和肺泡)过度膨胀，或同时伴有气腔壁破坏的病变。

西医认为肺气肿按其发病原因肺气肿有如下几种类型：老年性肺气肿、代偿性肺气肿、间质性肺气肿、灶性肺气肿、旁间隔性肺气肿、阻塞性肺气肿。阻塞性肺气肿的发病机制尚未完全清楚。吸烟、感染和大气污染等引起细支气管炎症，管腔狭窄或阻塞。

中医认为本病的致病原因为久病肺虚，易感外邪，痰浊储留致使病情逐渐加重演变而成，故其发生与发展有内因与外因两方面因素：①内因为久病肺虚，如内伤久咳、哮证、支饮、肺痨等慢性肺系疾病迁延失治，经久不愈，痰浊壅肺，气还肺间，致使肺脏虚损，成为发病的基础。②外因为感受外邪，肺气虚，卫外不固，外邪六淫易反复乘虚入侵，诱发本病发作。

病人根据体力，可积极参加一些适当的体育活动。如慢跑是一种最完整的全身性协调运动，能增加肺活量和耐力，慢跑时维持呼吸均匀，可使足够的氧气进入体内。太极拳、柔软操、步行等能增进身体健康，凡多年坚持锻炼的患者，比多休息少动者更能保持健康。

【中医运动养生法】

(一) 呼吸操

(1) 腹式呼吸锻炼：肺气肿呼吸操的特点就是采用腹式呼吸，加强

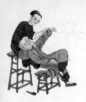

呼气。腹式呼吸运动的方式，就是通常所说的"吸鼓呼瘪"，吸气时腹壁（肚皮）鼓起，膈肌位置下降，胸腔体积扩大，增加了吸入气体量；呼气时则正相反，腹壁瘪下去，膈肌恢复原位或稍上升，帮助呼出气体，使肺内残留的气体量减少。从外表看，腹部呈节律性地鼓起与瘪下。

具体做法为：初练时可以用手按在上腹部，呼气时稍用力压腹壁，吸气时则对抗手的压力而鼓起腹壁。要深吸、细呼。用鼻吸气，让气流通过鼻腔进入肺内；用嘴呼气，让气流缓慢从收拢的口唇（如吹口哨样）呼出。呼气的时间要比吸气的时间长一倍或两倍，每次练习 5 分钟，以后可以逐渐增加到 10～15 分钟，每天进行 2～3 次。腹式呼吸可穿插在其他体操之间进行。

（2）卧式呼吸操：平卧时进行练习的一种呼吸操。

其做法为：①两手握拳在肘关节处屈伸 4～8 次；②平静深呼吸 4～8 次；③两臂交替向前上方伸出，自然呼吸 4～8 次；④两腿交替在膝关节处屈伸 4～8 次；⑤两腿屈膝，双臂上举外展并深吸气，两臂放回体侧时呼气，做 4～8 次；⑥做唧筒呼吸，即口唇呈吹口哨状用力呼气，做 4～8 次；⑦两腿屈膝，做踏步动作 4～8 次；⑧做腹部呼吸，两腿屈膝，一手放在胸部，一手放在腹部，吸气时腹壁隆起，呼气时收缩腹壁，做 4～8 次。

（3）坐式呼吸操：坐在较高的方凳或椅子上进行。

其步骤是：①两手握拳在肘关节处屈伸 4～8 次；②平静深呼吸 4～8 次；③两手臂交替向内前斜上方伸出 4～8 次；④先展臂吸气，然后抱胸呼气，做 4～8 次；⑤两腿交替在膝关节处屈伸 4～8 次；⑥旋臂运动，两手分别放在肩上，做旋转运动 4～8 次；⑦先展双臂并吸气，然后抱单腿压腹部并呼气，交替做 4～8 次。

（4）站式呼吸操：即站立进行练习。

其做法是：①两手叉腰呼吸 4～8 次；②一手置肩上，一手平举并转体，左右交替做 4～8 次；③做压胸呼吸，双手置肋缘吸气，然后压迫胸廓两侧并呼气，做 4～8 次；④双手叉腰，交替上举 4～8 次；⑤做唧筒呼吸（同卧式呼吸操⑥）；⑥旋臂运动：（同坐式呼吸操）；⑦展臂抱胸运动（同

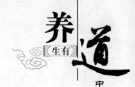

坐式呼吸操①）；⑧两腿伸直分别交替向外展，做4～8次；⑨两臂伸直，两手五指交叉翻掌向外举并吸气，放下呼气，做4～8次；⑩横膈呼吸，吸气时腹部隆起，然后弯腰呼气并收缩腹壁，做4～8次。

（二）气功

（1）预备式：首先站好姿势。两脚平行同肩宽，两膝稍屈略收腹，头部平直如顶碗，含胸直腰松胯，沉肩垂肘，手指微微张开，眼睑轻轻垂下，舌尖轻抵上腭，重心移至足跟。每节功后保持原姿势不变。站好姿势后，如有不适之处，可以再调整一下身体，务必使身体轻松舒适，呼吸要自然，渐渐变得均匀细长，心要静下来。

（2）正功

第一节：抖手舒胸：原姿势不变，双膝微屈，重心在足跟轻轻震动，双手慢慢上举，手腕抖动，手指在胸骨两边，自上而下地划动，手足动作一致。每分钟抖动60次。

第二节：先洗肺经：膝部腰部活动，向左右摆动，先以左手拇指对准右胸中府，然后沿肺经循行路线抹下去，再以右手拇指对准左胸中府，沿肺经循行路线抹下去。两手交替摆动与腰部活动要协调一致。频率每分钟50次。

第三节：甩袖中府：左右于轮流前后甩动，幅度稍大一些，当手甩至身体前面时顺势轻击中府；当甩至身体后面时，顺势轻击命门。每分钟约60次。

第四节：开阔肺叶：两手张开再抱拢如展翅收翅状，抱拢时双手交叉，离胸几尺许，同时膝部微蹲，两手张开时起立，如此一张一闭，张开时吸气，闭拢时呼气。

第五节：凝神松肌：恢复原站桩姿势，精神内守，全神贯注，以意松肌，外松筋骨，内松脏腑，神形俱松。顺序为：头部→颈部→两肩→两手臂→胸背→腰部→腹骶部→两大腿→两膝→两小腿→两足→两足跟。

第六节：调息养外：精神集中，吸气时意守丹田想"静"字，吸气时把意识注入丹田，呼吸要均匀细长，如一线游丝，出入于似有似无之间。当丹田被启动后，呼吸之气与内气运行要一致。

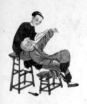

第七节:浮海捞月:轻轻晃动身体,动作要轻、要柔、要慢、要松,顺其自然。两手轻轻左右晃动,左手轻举,右手"捞月",右手轻举,左手"捞月"。如此交替,精神内守,如浮青云之上,如置大海之中。并将全身腠理毛孔尽量张开,引丹田之气充胀全身。

第八节:漱津化痰:意守舌下,金律玉液,两手上指,以两个指尖对准天突穴,如能运气可将指端对准穴位轻轻敲击。两分钟后,左手不变,右手下移,对准膻中穴敲击,每分钟120次。

第九节:浴面收功:两掌搓热,浴面10次,后5次应于面部→头部→颈后→颈前→胸部→腹部,最后收入丹田。只要持之以恒,认真习练,就定能祛病健身,益寿康泰。

(三)太极功

太极功吸取了气功、太极拳及呼吸操的优点,实践证明它对增强体质,防治慢性支气管炎、肺气肿有显著效果。

第一节:调呼吸:身体自然直立,两脚开立与肩同宽,脚尖平行向前,两掌下垂于两腿外侧,手心向里,双眼向前平视(以下各节预备式均相同)。

腹式呼吸一式:接预备式,右手心轻贴于胸部,左手选于右手背上,同时吸气;上式不停,两手向左下划圆,经左季肋至下腹部,同时呼气;上式不停,两手向右上划圆,经有季肋部至胸部,同时吸气;重复锻炼。

收式:接上个动作,两臂垂下,还原预备式。要点:两手划圆时不要抬肘耸肩,动作与呼吸快慢要协调一致。

腹式呼吸二式:接预备式,左手轻贴腹部,身体直立,用意念引导和锻炼腹式呼吸,通过手触摸腹肌,做吸鼓呼瘪动作,力求呼吸深、长、匀、细。要点:呼吸要自然,不要憋气或过分用力松。

两式锻炼的次数和时间多少,可自行掌握。

第二节:动静桩:①接预备式,两手心分贴于下腹部,两腿屈膝下蹲,两膝与脚尖垂直,两脚平稳,身体自然正直,保持半蹲式,精神专一,锻炼腹式深呼吸、双眼平视前方。②当半蹲式锻炼下肢有疲劳感(或有酸、麻、痛觉)时,两腿则缓慢站立起来,手的姿势不变,进行站立式锻炼,双

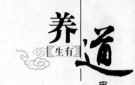

眼平视前方。半蹲式和站立式可反复交替锻炼。两式持续时间的长短，可根据病人身体情况，自己适当掌握。

收式：随呼气两臂垂下，即还原成预备式。

要点：两式要始终保持身体中正安好，即头正、颈竖、合胸、松腰、垂臀，胸、腹肌松沉，以意导气，达到内外兼练。

第三节：开合手：①接预备式，两掌经体前上举至头部向左右分开，前臂外旋两掌心向外，双眼向前平视，同时吸气。②上式不停，两臂向左右下方划圆至腹前，前臂内旋掌心相对，虎口向上，同时呼气。③同动作一，接动作二，重复锻炼，或还原预备式。

要点：开手与合手以及前臂的内外旋转，两臂都要保持些弧度，注意含胸、拔背，开吸、合呼。

第四节：起落臂：①接预备式，两臂经体侧举至上方，掌心相对，眼向前看，同时吸气。②上式不停，两臂经体前下落至两腿外侧，掌心向下，同时呼气。③同动作一，接动作二，重复锻炼，或收式还原预备式。要点：两臂起落时肩部要松沉，背部要舒展、回落连贯。两臂起时内旋，落时外旋，呼吸时要起吸、落呼。

第五节：左右旋：①接预备式，两臂由左向上划大圆经头前至有上方，两掌心向外，眼看掌，同时吸气。②上式不停，两臂向下划圆经腹前至左下方，两掌心向下，眼看掌，同时呼气。③同动作一，接动作二，重复锻炼，或收式还原预备式。上式是顺时针练法。如练逆时针旋转，则动作同上，方向相反。

要点：以腰带臂，手领神随，臀部不要扭摆，两臂不要伸得太直，肩、肘、腕关节要松活。向上划圆时吸，向下划圆时呼。

第六节：降升式：①接预备式，两臂经侧前方上举与头平，掌心相对（虎口向内），眼向前平看，同时吸气。②上式不停，两掌外旋下按经体前至两腿外侧，掌心向下，同时两腿曲膝下蹲，两膝与脚尖垂直，同时呼气。③上式不停，两腿慢慢起立，同时两臂内旋，掌心相对，向前上举与头平（同动作一），同时吸气。④同动作一，接动作二，重复锻炼或收式还原预备式。要点：两臂升降与腿的屈伸动作要协调一致。升起时吸，降落

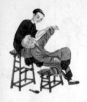

时呼。

以上六节是这套太极功的第一组,适宜体格较弱者。

收式:动作④变成两臂侧平举,收回左脚,落臂,还原成预备式。

要点:上肢运与下肢动作要虚实分清,协调一致;向左(右)推拿时,身体不要歪斜;展臂转腰时,要有引气下沉的意念。

第七节:弓步分手:①接预备式,两臂侧平举,掌心向下,眼向前平视,同时吸气。②上式不停,身体重心向下移(膝微屈),左脚并在右脚里侧(脚尖点地),同时两掌右上左下划弧在体前交叉,两掌心斜相对,眼看掌,同时呼气。③上式不停,左脚向左前方迈出弓步,右腿自然伸直,同时左掌与右掌分别向左上右下分开,左掌高与地面平(掌心斜向上),右掌分至右腿外侧(掌心向下),眼看左掌,同时吸气。④上式不停,身体重心后移,坐于右腿,左腿自然伸直同时左掌向下划弧,右掌旋转向上划弧,两掌右上左下在体前交叉,两掌心斜相对;眼看右掌,同时呼气。⑤同动作二,接动作四,重复锻炼。

收式:当练到动作二分掌时,把左腿收回成开立步,落臂,还原预备式。如练右式,则换出有弓步,动作相同,方向相反。

要点:身体转动以腰脊为抽,两臂分抱动作要含胸拔背,舒展圆活,两腿变换虚实分清,膝部要灵活,呼吸与动作要一致。

第八节:进退冲拳:①接预备式,两臂左前上举与头平,两掌心斜相对,眼看掌,同时吸气。②上式不停,两手握拳经体前抽至腹部,两拳心向上,同时身体重心移于右腿(膝微屈),左胸收至右脚里侧(脚尖点地),眼看前方,同时呼气。③上式不停,左脚向左前方迈出一步,右脚随在后边并步,两腿直立;同时左拳向前冲击(高与地面平,拳心向下),右拳架举在右上方(拳心向前),眼看左拳,同时吸气。④上式不停,右脚向后退一步,左脚撤至有胸前(胸尖点地);同时两拳变拿下持(如抓物状),再握拳抽至腹前(两掌心向上),眼看前方,同时呼气。⑤同动作二,接动作一,连续重复锻炼,或收式还原预备式。加练右式则换右进步,动作同上,方向相反。

要点:进步冲拳与退步握拳要上下相随,整齐一致,两臂冲拳动作要

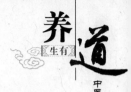

沉肩、拔背,舒展。

第九节:顺式穿掌:①接预备式,两臂侧平举,两掌心向前,眼看前方,同时吸气。②上式不停,身体重心移于右腿(膝微屈),左脚移至右脚前(脚尖点地)成左虚步;同时右掌平屈在胸前(掌心向下),左掌收至腰部(掌心向上),眼看右掌,同时呼气。③上式不停,左脚向前迈步成左弓步,身体重心移于左腿,右腿自然伸直;同时左掌经右掌上向前方穿出(高与头平,掌心向上),右掌向下后方抽至右腿外侧(掌心斜向后),眼看左掌,同时吸气。④上式不停,身体重心坐于右腿(膝微屈),左腿自然伸直同时左掌旋转经左侧抽至左腰部(掌心向上),右掌经右侧环屈于胸前(掌心向下),眼看右掌,同时呼气。⑤同动作二,接动作四,连续重复锻炼,或收回左脚落臂,还原成预备式。如练右式则换右弓步,击穿掌,动作同上,方向相反。

要点:上肢的穿云掌与下肢的弓、坐步动作,要在腰脊的旋转带动下,形成周身完整一体,臀部不要左右歪斜,要保持躯干的自然正直。

第十节:拗步上撩:①接预备式,两臂经体前举至左上方,两掌心向外,眼看掌,同时吸气。②上式不停,两掌经头前划圆至右下方,两掌心向下;同时身体略向右转,重心移于右腿,左脚收至右脚里侧(脚尖点地);眼向右方平视,同时呼气。③上式不停,左脚向左前方迈出成左弓步。身体重心移于左腿,右腿自然伸直;同时两掌经腹前向上撩至左上(左掌心斜向外,在额上方)。右掌心向上,在体前,高与面平,眼看右掌,同时吸气。④上式不停,两掌经头前旋转圆至右下方,两掌心向下;同时身体向右转腰、旋臂,移重心于右腿,左脚收回至右腿里侧(脚尖点地),同时呼气。⑤同动作二,接动作四,连续重复锻炼,或收回左脚成开立步,两臂垂下,还原成预备式。如练右式则换右弓步,动作同上。方向相反。

要点:对各部位的动作要领是;其根在脚,发于腿,主宰于腰,形于手指,动作要轻灵稳定,上下相随,圆滑连贯。

第十一节:十字连环:①接预备式,两臂经体前上举过头,向左右分开侧平展(两掌心向外),眼向前看同时吸气。②上式不停,两掌向左右

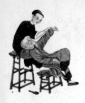

上方划圆至胸前搭成十字手(掌心向里,左手在外);同时两腿微屈下蹲,眼向前看,同时呼气。③上式不停,两掌外旋上举过头,分向左右划圆;同时两腿起立,眼平视前上方。④同动作二,接动作二,重复锻炼,或还原成预备式。

要点:蹲立重心要稳定,保持心静、体松,用意念引导动作配合呼吸,达到内外完整一体。

习惯性便秘

习惯性便秘是指长期的、慢性功能性便秘,多发于老年人。但亦有学者认为习惯性便秘不仅仅限于功能性便秘,它又包括结肠性便秘与直肠性便秘。患有习惯性便秘的人应及早去医院查明便秘的原因,对症治疗。

现代医学认为,习惯性便秘主要是生活、饮食及排便习惯的改变以及心理因素等原因导致的,对其治疗如果不纠正这些起因,治疗效果往往较差。药物治疗只是临时之举,长期依赖泻药只会逐渐加重便秘程度,生活调摄才是根本治疗。

中医认为,情志因素是产生习惯性便秘的主要原因。情志失调,忧愁思虑,或郁怒伤肝,或久坐少动以致气机郁滞,或木郁乘土,即肝气郁结、乘克脾土、气机不利,导致津液输布失常,津液不布,则肠道失于濡润,故大便干结或欲便不出。《金匮翼·气闷》所论:"气内滞而物不行。"此外,肝气郁结,日久化火,郁火灼伤津液,致津液亏虚,导致大便燥结,排出艰难等。

除药物治疗外,我国古代医家就开始注重利用导引术等运动方法来治疗便秘,《保生秘要》就有记载:"以舌顶上腭,守悬雍,静念而液自生,俟满口,赤龙搅动,频漱频吞,所降直下丹田,又守静咽数日,大肠自润,行后功效。"所以,运动方法对习惯性便秘具有特有的疗效。

习惯性便秘是慢性功能性疾病,一般的患者都可以通过运动的方法得到缓解,但是合并其他严重疾病的患者需要在家人或者医护人员的监

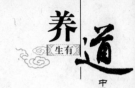

督下进行,所以以下动作适用于一般的病患者。

【中医运动养生法】

（一）便秘健身操

方法：①仰卧在床上,两腿并拢屈膝。然后,小腿伸直上举,腿与身体成直角。接着腹肌用力,两腿下落到45°角的倾斜度,脚踝必须屈成直角,跟腱必须伸直,保持这个姿势片刻,然后还原成两腿上举姿势。反复做15～20次。②站立,双臂屈肘抬起,带动上体向左右扭转,双腿不动。也可坐在床沿上,两手抱头,左右扭腰肢。重复练习50次。

功效：经常练习这套健身操可以减少腰腹部的脂肪和赘肉,增强腰腹部肌力,并可强化内脏机能,对治疗便秘和消化不良有显著效果。

（二）提肛运动

方法：提肛运动的形式有很多种,以下介绍几种比较简单的运动方法。

屈膝提肛：仰卧床上,双膝稍屈,肛门逐渐用力上提,持续5秒还原。重复10次。

拱桥式提肛：仰卧,屈肘,屈膝,以头、双足、双肘5点作支撑,用力将腰与骨盆供起,同时提肛10～20次,还原。可重复4～5遍。

桩式提肛：站立,两脚分开,与肩等宽,上体正直.两目平视,两手臂微屈,举手至胸前与地平行,手指微屈自然展开,掌指向前,掌心向下,成下按式,膝关节屈曲下沉（分高、中、低位站桩）,同时提肛10～20次。

独立式提肛：左膝微屈站稳,右腿屈膝提起,与上身成锐角,双手叉腰,同时提肛,再换右腿站立、左腿抬起,提肛。反复做10～20遍。

功效：以上几种提肛方法,患者可有选择地进行练习。只要坚持不懈,定会收到令您满意的通便效果。

（三）肛门会阴运动锻炼法

肛门会阴运动也称缩肛运动,即在主动意识支配下,收缩→放松→收缩肛门和会阴,进行锻炼的方法：肛门会阴运动锻炼法可增强肛门外括约肌、耻骨直肠肌、肛提肌等随意舒缩功能,从而增强排便动力,使排

便通畅,有利于预防和治疗便秘。肛门会阴运动锻炼的具体方法常用的有以下几种:

(1)随意收缩肛门和会阴5秒钟,再舒张5秒钟,连续进行5分钟,通常每天练习2～3次。练习时注意缩肛时吸气并稍屏气闭嘴,意守丹田,放松舒张时慢慢呼气。

(2)仰卧屈膝,抬头,右手伸到左膝,然后放松复原;再屈膝,抬头,左手伸到右膝,放松还原。如此反复练习10～15遍,通常每日练习1～2次。

(3)仰卧,向内收缩腹部,并将臀部紧缩,持续5秒钟,然后放松,再重复做,连续进行5分钟,通常每天练习2～3次。

(4)坐位深呼吸法,可深吸气时紧缩臀部和肛门,呼气时放松,如此随深呼吸连续做10～30次;也可站立收腹缩肛,然后放松,再收腹缩肛,反复练习10～30次;或者步行时有意做缩肛运动。

(四)改善胃肠功能操

改善胃肠功能操可提高胃肠道平滑肌张力和蠕动,增强腹背肌力,减轻腹胀、嗳气等症状,增进食欲,促进排便的作用。

(1)平卧,做腹式呼吸,口呼鼻吸,呼时收腹,吸时鼓腹,腹壁随呼吸而起伏,以助内脏运动。

(2)平卧,手臂向上伸直,然后分别向两侧下方拉开,最后收回。

(3)平卧,屈曲下肢,使足跟紧靠臀部,然后伸直,左右腿交替进行。

(4)平卧,抬右腿(伸直),尽量使大腿和躯干成直角,再放下换左腿做,左右交替进行。

(5)平卧,屈双腿,做蹬自行车的动作。

(6)平卧,两手交叉置于脑后,两腿不动,缓慢坐起。

(7)平卧,屈右腿,使大腿尽量贴近胸部和腹部,再放下腿,一贴一放交替进行。

以上每组动作通常做5～10遍。

(五)痔疮防治操

痔疮防治操能锻炼肛门会阴部肌肉,增强其随意舒缩功能,促进胃

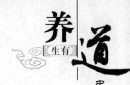

肠蠕动，从而增加排便动力，使排便通畅，不仅能防治痔疮，对纠正便秘也大有好处，便秘患者宜坚持练习之。

（1）放松呼吸：仰卧，全身尽量放松，双手重叠置于小腹，做腹式深呼吸，吸气时腹部鼓起，呼气时腹部凹陷。重复20次。

（2）夹腿提肛：仰卧，双腿交叉，臀部及大腿用力夹紧，肛门逐渐用力收缩上提，持续5秒钟左右，然后放松。重复10～20次。

（3）仰卧屈腿挺身：仰卧屈膝，两足跟靠近臀部，两臂平放体侧，以脚掌和肩部支撑，骨盆抬起，同时收缩肛门，持续5秒钟左右，还原。重复10次。

（4）坐位提肛：先坐于床边，双足交叉，然后双手叉腰并起立，同时肛门收缩上提，持续5秒钟，再放松坐下。重复10～20次。

（5）踮足收肛：站立，双手叉腰，双脚交叉，踮起足尖，同时肛门收缩上提，持续5秒钟。重复10～20次。

慢性支气管炎

慢性支气管炎是气管、支气管黏膜及其周围组织的慢性非特异性炎症。临床上以咳嗽、咳痰为主要症状，每年持续3个月，连续2年或2年以上。急性发作期主要是控制感染、镇咳祛痰和平喘。

现代医学认为本病的病因尚不完全清楚，可能是多种因素共同作用的结果。病毒、支原体、细菌等引发感染是慢性支气管炎发生发展的重要原因之一。病理为支气管上皮细胞变性、坏死、脱落，后期出现鳞状上皮化生，纤毛变短、粘连、倒伏、脱失。黏膜和黏膜下充血水肿，杯状细胞和黏液腺肥大和增生、分泌旺盛，大量黏液潴留。浆细胞、淋巴细胞浸润及轻度纤维增生。

中医认为慢性支气管炎是指气管、支气管黏膜及其周围组织的慢性非特异性炎性变化。慢性支气管炎属中医"咳嗽"、"喘证"、"痰饮"等范畴，早在《黄帝内经》中就有记载。本病的发生与发展常与外邪的反复侵袭，肺、脾、肾三脏功能失调密切相关。急性发作期，大多因肺气虚弱，卫

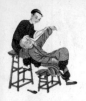

外不固外邪入侵,以致咳嗽反复发作;或因久咳不已、反复发作,或因年老体虚,肺脾肾气虚,水津不布,痰饮内停,阻遏于肺,引起长期咳喘,或因吸烟、饮酒等因素伤及于肺,进而形成本病。病变经久不愈,则肺脾损及于肾,故病情严重者常伴有气喘不能平卧,动则尤甚等肾不纳气之候。

通过运动体疗,可以增强体质,提高机体的免疫能力,改善物质代谢,增进机体对体力活动的适应性,以建立起适应患者日常生活的有效呼吸和体力。在控制炎症和痉挛的基础上,减轻呼吸道阻塞的程度,纠正患者不合理的呼吸方式,可以有效地改善肺通气量及血液与肺泡间的气体交换,从而缓解气短、气促症状,消除或减少引起支气管刺激的原因,促进气管内痰液的排出,减轻支气管炎症,增强心肺功能。

【中医运动养生法】

(一)呼吸疗法

(1)暗示呼吸法:患者取坐位或卧位,一手放在腹部,呼气时腹部下陷,该手也随之下沉,并稍加压力以增加腹压,使膈肌上抬。吸气时上腹部对抗所加的压力,将腹部徐徐隆起,如此反复就可促进膈肌收缩,增大其活动范围,每次历时3分钟。

(2)下胸部呼吸法:用宽布交叉缠于胸部,呼气时收缩布带以挤压肋部,吸气时对抗此布带的压力,扩张下胸部和上腹部同时慢慢放松布带。

(3)前倾体位呼吸法:患者取轻度前屈站立位,此时可减轻腹肌的张力,常较直立位时更有利于上腹的鼓隆和下沉,可促进腹肌活动。

(4)臀高位呼吸法:有肠肌粘连的老人,做前三种练习较难增加肠肌活动范围,可采用臀高位呼吸法,即呼气时抬高臀部,利用内脏的重量来推动膈肌向上。也可将床脚抬高一尺,在脐部放一重物(如沙袋)再进行腹式呼吸。重物可以从250克逐渐增至2 250克,每次20~30分钟。

在进行腹式呼吸时,全身肌肉要放松,呼气时腹部下陷,吸气时腹部膨隆,吸气要比呼气稍长,每次吸气后应稍停片刻再呼气,避免用力呼气。呼吸的频率要慢,腹式呼吸还应与日常生活结合,要经常练习,养成

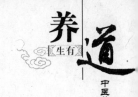

习惯后,气急症状可较快消除。

（二）冷水锻炼法

每天早晚用冷水洗鼻洗脸一次或将脸、鼻浸水中反复2～3次。此种锻炼方法可改善鼻黏膜的血液循环,使局部血管扩张,增强抵抗致病微生物的能力。方法:用冷水擦身,擦完后用干毛巾揉皮肤至微红为适;身体情况较好者,可进行冷水浴锻炼,开始时用温水淋浴。以上两种锻炼方法可增强机体的耐寒能力,预防感冒。但年老体弱对冷水不适应者,不要勉强进行冷水锻炼。

（三）太极拳

太极拳可用于慢性支气管炎、肺气肿患者的康复治疗,通过锻炼能使患者气息通畅、呼吸调匀、症状改善、肺功能改善。慢性支气管炎患者选练动作以倒卷肱、云手为主。具体动作见前面介绍。

肥胖症

肥胖症是一组常见的、古老的代谢症群。机体内热量的摄入大于消耗,造成体内脂肪堆积过多,导致体重超常、体态臃肿。实测体重超过标准体重20％以上,并且脂肪百分率（Fx）超过30％者称为肥胖。通俗地讲,肥胖就是体内脂肪积聚过多。

现代医学认为,如果一个人每天摄入食物中所含的能量大于机体的消耗量,多余的这部分能量就可能以脂肪的形式储存在体内。久而久之,这个人的体重就可能超过正常的体重标准。当一个人的体重超过标准体重10％时,称为超重;超出标准体重的20％,称为轻度肥胖;超出标准体重的30％,称为中度肥胖;超出标准体重的50％以上,称为重度肥胖。

中医对本病早有认识和记载,《灵枢》记载:"土型之人因面、大头、美肩背、大腹、美股胫、小手足、多肉",类似于现代医学的全身性肥胖;而水型之人"大头、小肩、大腹",类似于现代医学的腹型肥胖。对本病进行了详细的外形描述及分型。《灵枢·卫气失常》中有"顺逆肥瘦"的论述,将胖人的特点概括为"广肩、广腋、广项、多脂、厚皮",并把肥胖分为"肥"、"膏"、"肉"三型。这些论述至今仍为中医对肥胖症辨证论治的基础。中医学认为肥胖症内因脾胃虚弱,气机失调;外因嗜食肥甘厚味,外源性脂质摄入过多。二者互为因果,导致运化失司,影响水谷精微的布散与代谢,痰湿瘀滞,脂质沉积,形成肥胖。

运动疗法和饮食疗法是肥胖症的基础治疗,其中,运动可以增加机体能量的消耗,从而可以帮助减轻体重。掌握运动养生的疗法,可以增强增加腹腔内脏器官的血液循环和胃肠道的蠕动,使机体代谢过程加速,调整大脑皮质的活动状态,改善体内神经内分泌系统的功能,改善肥胖者的心脏功能,增强呼吸系统功能等。

【中医运动养生法】

呼吸运动

本套体操包括五个基本动作,每个动作都要默数"1、2、3……7、8"的节拍来做。拍与拍之间以2秒为间隔。节拍以①~⑧表示。

动作1:消除下腹部脂肪。

预备:自然站立,双脚分开约与肩宽,双手自然放在体侧,轻轻吸气;①身体向前屈,一边双手向前轻轻推出,一边吐气;②~⑤一边吸气,一边双手慢慢上举,身体直起;⑥双手高举过头,收紧腹肌,吸气完毕;⑦~⑧边吐气边还原成预备姿势。

动作2:消除腹部四周,尤其是腹侧脂肪。

预备:右手扶墙或横杆,以支撑身体。轻轻吸气。①~②边侧举左腿边吐气,腿无需举得很高。③~⑥继续吐气,膝盖弯曲,颈部左侧屈。⑦~⑧边吸气边还原成预备姿势。换右腿做相同动作。

动作3:消除腰后侧脂肪。

预备:面对墙壁,双手扶墙站立。轻轻吸气。①~②左膝微屈、边向后抬左腿边吐气。③~⑥稍微加大屈膝程度,脸向左后方凝视抬起的左脚跟。⑦~⑧边吸气边还原成预备姿势。换右腿做相同动作。

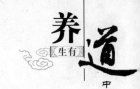

动作4：消除腰部及腹部脂肪。

预备：双膝微屈坐在地垫上，双手放在双颊上。轻轻吸气。①～⑥边用力吐气，边慢慢后仰上体至腹部发抖为止（不必仰到倒下程度），将气吐尽。⑦～⑧边吸气边前倾上体，还原成预备姿势。

动作5：消除大腿及下腹部脂肪。

预备：两脚开立3厘米左右（男性为10厘米）。足尖离地站立。①～④保持足尖离地状态，边吸气边微屈膝盖，并稍稍弯腰。⑤足尖放下，同时用力吐气。⑥～⑧吐气，慢慢将身体伸直，同时收大腿、臀部和下腹部。

在上述5个动作中，当觉得已吐完气时，若再能尽力把余气挤压出来，则效果更佳。第1个至第5个动作各做6次为一套。刚开始时做一套，熟练了再加半套，最后增加到两套。

颈椎病

颈椎病又称颈椎综合征，颈椎病是颈椎及其周围软组织的退行性改变，致使神经、血管、脊髓等受损所产生的一系列临床症候群，如颈项部疼痛、肩背及上肢酸痛、麻木，颈部活动不利等，严重者甚至头晕、猝倒、肢体瘫痪等。颈椎病好发于40岁以上的中老年人，是一种常见的疾病。

现代医学认为，本病是由于颈椎间盘慢性退变（髓核脱水、弹性降低、纤维环破裂等）致椎间隙变窄、椎间孔相应缩小、椎体后缘唇样骨质增生等，压迫和刺激颈脊髓、神经根及椎动脉而致。临床上，常按其颈受压部位的不同，一般可分为神经根型、脊髓型、交感型、椎动脉型、混合型等。开始常以神经根压迫和刺激症状为主要表现，以后逐渐出现椎动脉、交感神经及脊髓功能或结构上的损害。

中医学认为，本病因年老体衰、肝肾不足、筋骨失养；或久坐耗气、劳损筋肉；或感受外邪、客于经脉，或扭挫损伤、气血瘀滞，经脉痹阻不通所致。

颈椎病的治疗常采用综合疗法，如药物治疗、运动疗法、牵引治疗、手法按摩推拿疗法、理疗、温热敷、手术治疗等。

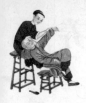
运动养生融导引、气功、武术、医理为一体，掌握运动养生的方法，可以增强颈部血液循环，促进营养物质的吸收和代谢物的排除；加强颈部肌群及韧带的弹性及力度；解除组织痉挛、松弛组织粘连、增强关节活动的灵活性，恢复损伤部位的功能。在进行颈部活动时，动作要和缓，免暴力运动或突然扭转头部。运动养生疗法主要运用于各型颈椎病症状基本缓解或呈慢性状态时，症状急性发作期宜局部休息，不宜增加运动刺激。有较明显或进行性脊髓受压症状时禁忌运动，特别是颈椎后仰运动应禁忌。椎动脉型颈椎病时颈部旋转运动宜轻柔缓慢，幅度要适当控制。

【中医运动养生法】

预备动作：坐位或站立位，两臂自然下垂，目视前方。

（1）双手擦颈：十指交叉贴于后颈部，左右来回摩擦，以微微发热为度。

（2）左右牵引：头颈向左侧缓缓侧屈，右臂向右下伸，直到右颈部有牵引感，保持此姿势3～5秒后，头颈还原；然后右侧牵引。左右牵引为1次，共做8次。

（3）耸肩旋转：先将两肩耸起向前转动，再向后转动，两肩分别做圆周运动。左右两肩分别做8次。

（4）金狮摇头：头颈放松，缓慢做大幅度的环转运动，顺时针、逆时针方向交替进行，各做8次。

肩关节周围炎

肩关节周围炎即肩周炎，又称"冻结肩"、"五十肩"、"漏肩风"等，好发于50岁左右的人，临床以肩部疼痛，并逐渐加重，以致肩关节活动障碍，严重者可导致肩关节僵硬为主要特征。

现代医学认为，本病致病原因较复杂，主要与肩部相关软组织退行性变化、外伤、劳损和外感风寒等有关。如肱二头肌长、短头肌腱炎、肩峰下滑囊炎等。此外，颈椎病、颈神经根炎、颈背部肌肉筋膜炎也可引起

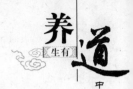
肩臂痛和肌肉痉挛,致使肩活动受限,久之,肩周围软组织粘连。长期卧床的老年患者和体弱不能自理的患者也因体位关系诱发肩周炎。

中医学认为,本病的发生是由于气血虚弱、外感风寒湿之邪及跌仆闪挫而致筋脉拘急废用所致。

肩周炎的防治以舒筋活络、温经散寒为主,在急性疼痛期服用药物缓解疼痛,最主要且长期有效的方法是坚持适当、主动的功能锻炼,改善肩关节的活动障碍。肩周炎患者在各期均可以进行肩关节的功能锻炼,早期可以预防粘连,进展期可以阻止粘连的进一步发展,改善关节活动并预防关节的冻结,后期又可以解除冻结,有利于功能恢复。肩关节功能活动锻炼时需注意强度要循序渐进,逐渐增加力度和范围;早期练功时若伴有疼痛,可适当给予止痛药和配合热疗。

【中医运动养生法】

（一）甩手锻炼

两脚分开站立,先用手揉擦肩部,使局部肌肉松弛,然后甩动手臂,先前后,后左右,甩动幅度由小到大。

（二）划圆圈运动

两臂分别由前向后,由后向前,呈顺时针或逆时针方向划圆圈,划圆圈幅度由小到大,尽可能达到最大范围为止,每次50～100下。

（三）耸肩

坐位或立位,两肩耸动,幅度由弱到强,每天两次,每次50～100下。

（四）梳头法

病人患肢屈肘,前臂绕过头顶,手掌触摸至对侧耳郭即可,保持此姿势,使前臂绕过头顶至脑后收回,直至疼痛而不能再进行,反复维持在该位置5～10分钟。

（五）背伸搓澡法

病人患肢背伸,逐渐屈肘至90°,达到手能触及对侧肩胛骨下角,直至疼痛而不能再进行,其间可以用毛巾或线绳固定患臂,用健侧手协助反复提拉,如搓澡样,反复维持在该位置5～10分钟。

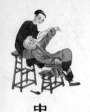

腰背痛

腰背痛是指腰背、腰骶和骶髂部的疼痛,有时伴有下肢感应痛或放射痛。因腰背痛绝大多数表现在下腰椎和腰骶、骶髂部。腰背痛是人类脊柱最常见的疾患。腰背部皮肤、皮下组织、肌肉、韧带、脊椎、肋骨、脊髓和脊膜之中的任何的一种组织的病变均可引起腰背痛。

现代医学认为,腰背痛是一种很常见的症状,发生原因较多。腰背部的各种组织病变,均可有腰背痛。内脏疾病也可引起腰背痛,其中以腰背部邻近器官的病变所引放射性腰背痛最多见。先天性脊柱畸形发生在腰椎者较多见,一般无症状,但在同等致病因素情况下,多较脊柱正常者更易发生腰痛。

中医对此病早有记载和认识,《灵枢·五癃津液别第三十六》曰:"阴阳不和,则使液溢而下流于阴,髓液皆减而下,下过度则虚,虚故腰背痛而胫痠。"腰痛连背,以肾虚、风寒外袭较为多见。治以补肾祛邪法。如属久坐而腰背痛作,宜补中、益气血为主。痹症也是以腰背痛的症状为主。风、寒、湿三者夹杂引起痹证。多由卫气不固,腠理空疏,或劳累之后,汗出当风,涉水冒寒,久卧湿地等,以致风寒湿邪乘虚侵入,经络痹阻所致,发为风寒湿痹。《内经素问·痹论》谓:"风、寒、湿三气杂至,合而为痹也。其风气胜者为行痹,寒气胜者为痛痹,湿气胜者为着痹也。"

腰背痛急性疼痛活动受限,应到正规医院接受系统治疗,根据医嘱进行活动。建议卧硬板床数日到2周,但是不能超过2周,老年长期卧床会引发其他并发症。在缓解期和慢性疼痛者,不宜卧床,反而应该鼓励多参加活动,这样有利于疼痛的缓解。

以下方法适用于腰背痛缓解期和慢性疼痛者。

【中医运动养生法】

(一)团滚法

此法主要原理:屈膝抱腿使身体成圆团状,牵伸腰背部的肌肉舒展

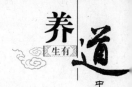

腰背痛锻炼状态。腰背部的肌肉和床面接触,发生机械的按摩作用,肌纤维拉长,血管扩张,血液循环加快,运送到腰背部的养料和氧气增多,腰背部肌肉的抵抗力增强,牵伸开挛缩的肌肉和韧带,防止瘢痕粘连和肌肉萎缩,维持正常的腰背部功能,腰背痛的症状逐渐减轻或消失。

动作要领:双腿屈曲双手紧抱在床上滚动。每次持续5～10分钟,一天1～2次。

(二)伸展法

(1)站立位:双手掌撑住下腰部,尽量向前挺胸,然后保持这个姿势一段时间。活动双肩。双肩先向后转动几圈,再向前转动几圈。交叉双手于背部,尽量向前挺胸,然后保持这个姿势一段时间。

(2)坐位:背靠椅子,尽量呼气,然后绷紧腹部肌肉,数到10,背靠椅子端正坐好,举起右臂,手指指向天花板,颈部和眼睛随之活动并保持几秒钟,然后放松,再换左臂同样做。每个臂膀活动数次。

(三)肌肉锻炼法

(1)沿墙壁滑动:背靠墙站,双脚同肩宽,逐渐向下滑动,直到屈膝接近90°,数到5,再向上滑动起身。有利于增强背部、髋部和下肢肌肉的力量。

(2)腿向后伸:做法:俯卧位,将一侧腿绷紧向上伸,然后保持此姿势,数到10,还原;再换另一侧腿做此练习。利于增强背部和髋部的肌肉力量。

(3)腿向上伸:侧卧位,向一侧上方抬腿数到10,然后再换另一条腿(或者坐位抬腿)。有利于锻炼腹部和髋部肌肉。

(4)抬肩触膝:仰卧位,屈膝,足平放床上,缓慢抬头和肩,双手触膝。有利于增强腰背肌肉的力量。

(5)站立勾腿:站在靠背椅后,双手扶椅,屈膝向后勾腿,另一腿保持伸直,然后换另一条腿。有利于增强髋部和背部肌肉的力量。

(四)背腰锻炼操

(1)画圈法:两脚分开,与肩同宽,两手叉腰,做腰部环形摆动,左右交替各50次。

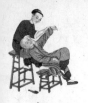

（2）左右运动：患者直立，两手上举握住上面的横木杠，将腰垂直，先向右转动 10 次，再向左转动 10 次。

（3）太极云手法：选用太极学之云手动作，以腰为轴，左右旋转，同时移动脚步。

（4）攀足固肾法：选用八段锦之"两手攀足固肾腰"的动作，上体后仰，前屈，两手经头顶向的下方攀足，反复进行若干次。

（五）太极拳

可根据患者的身体条件，有选择地练习其中两三式或整套简易二十四式太极拳，如左右野马分鬃，白鹤亮翅，搂膝拗步，大小云手等，对颈肩腰背痛的康复治疗均有明显效果。

落　枕

落枕是指单纯性颈项强痛，活动受限的一种病证，多由于工作或睡姿不正确，或枕头高低不适，或受寒湿邪气入侵所致，症状以颈部肌肉痉挛、强直、疼痛、酸胀及转动失灵为主。轻者 4～5 日可自愈，重者疼痛可放射至头部及上肢，数周不愈。

现代医学认为，落枕多由躺卧姿势不良，枕头高度、软硬不当，使一侧的肌群长时间处于高度伸展状态而发生痉挛或使颈椎小关节发生扭转所致。

中医认为，落枕是受风寒之邪侵袭，寒邪凝滞，瘀阻脉络，不通则痛，或劳顿扭挫伤及血瘀气滞所致。

落枕治疗原则为舒筋活血、宣痹止痛，其治疗方法很多，如运动疗法、针灸、药物、热敷等，落枕患者在进行颈部运动时动作要缓慢，不可用蛮力。运动疗法治疗本病，有运行气血、疏通经络、促进代谢、解除局部软组织痉挛、通则不痛的功效。

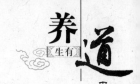

【中医运动养生法】

（一）站立位训练

预备姿势：站立位，两脚分开，与肩同宽，两臂自然下垂，目视前方，放松身心，摒除杂念。

（1）右手掌撑托下颌部，手掌向上托，同时下颌慢慢下压，克服掌心向上的抵抗力。此动作重复36次。

（2）两手手指交叉放于颈部，颈部用力后伸，同时两手用力向前，对抗颈部后伸的力量。此动作重复36次。

（3）右手放于右耳处，头向右侧屈，同时右手向左侧用力，对抗头侧屈的力量；然后换左手放于左耳处，头向左侧屈。此动作重复36次。

（二）坐位训练

预备姿势：端坐位，两脚分开，与肩同宽；两掌放于大腿上，目视前方，摒除杂念，放松身心。

（1）先用手按揉颈部5分钟，然后，左手敲打右侧肩部3分钟，右手敲打左侧肩部3分钟。

（2）颈部缓慢向左、右两侧屈曲至最大限度，左右交替进行36次。

（3）颈部缓慢进行环转运动36次。

脊柱侧弯

脊柱侧弯多由于姿势不正确、先天性脊柱侧弯或脊柱本身病变等导致脊柱向一侧弯，或脊柱上下段分别向不同方向侧弯的症状。

现代医学认为，脊柱侧弯的病因目前尚未十分清楚，其致病因素有多种，如先天禀赋不足，骨结构发育不良，半椎体、蝴蝶椎、融椎、并肋等形成的脊柱侧弯；姿势不正，发育异常，多发生在生长旺期，部分患者可无明显诱因，神经性的、肌病性的、脊柱神经纤维病性的，以及由于手术、创伤、炎症引起的或继发于其他脊柱骨病等伴发病而形成骨质破坏所引起的脊柱侧弯症。

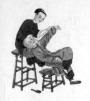

中医对本病早有认识和记载,《素问·痿论篇》称"宗筋主束骨而利机关也",将其归属于"经筋系统疾病"。本病常因风寒湿侵袭人体,或积累劳损,肝肾不足等,导致血脉瘀阻,经络不通,骨失濡养。

脊柱侧弯的治疗常分为手术治疗和非手术治疗,非手术治疗是治疗脊柱侧弯的早期手段,目的是防止脊柱侧弯加重,避免胸廓畸形发育,避免出现心肺胃肠泌尿生殖系统等严重的内脏刺激症状。其方法有很多种,如正骨、运动、悬吊牵引、支具等。运动疗法主要适用于病情较轻的患者,通过运动可以增强脊柱旁肌肉力量,防治侧弯进一步发展,还可改善心肺功能。运动时要本着做与畸形方向相反的脊柱运动。

【中医运动养生法】

(一)仰卧位运动

预备姿势:仰卧位,两腿伸直,两臂自然放于体侧,双目微闭,以鼻呼吸,轻闭其口,身心放松。

(1)两臂向外侧伸展,同时挺胸,保持5秒钟左右,还原;重复做18次,每日早晚各一次。

(2)两臂向上举,同时挺胸,保持5秒钟左右,还原,重复做18次,每日早晚各一次。

(3)背部垫一枕头,双肘屈曲,掌心相对,肘部向下用力支撑,同时挺胸,保持5秒钟左右,还原,重复做18次,每日早晚各一次。

(4)右腿伸直抬高,抬高至与身体成60°～80°左右,保持5秒钟左右,还原,重复18次左右。

(5)右腿屈曲,右足踩床面,用力挺胸抬臀,同时左腿伸直抬高至两膝同高,维持片刻还原,重复10次左右。

(二)侧卧位运动

预备姿势:取左侧卧位,左臂上举,右臂伸直向下,两腿伸直并拢。

(1)抬头、肩及上胸部,然后放下还原,重复8次后,上身抬起并维持10秒左右后放下,重复5次左右。

(2)右腿上举至最高点,并维持15秒左右放下,重复8左右。

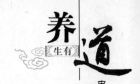

（三）俯卧位运动

预备姿势：取俯卧位，两臂自然放于身体两侧，双腿自然伸直并拢。

（1）两臂伸直用力向后、向上伸展，同时抬头、挺起胸部，保持5秒左右，然后还原。重复10次左右。

（2）右腿伸直并向上抬起至最大限度，保持5秒钟，然后放下还原，重复18次左右。

（3）两臂伸直向前上举，同时抬头挺胸，两腿伸直向上抬起，保持5秒左右，然后还原，重复10次左右。

坐骨神经痛

坐骨神经痛是指沿坐骨神经分布区域，以臀部、大腿后侧、小腿后外侧、足背外侧为主的放射性疼痛。是多种疾病引起的一种症状，分为根性、干性坐骨神经痛。按病损分为根性和干性两类。多发生于单侧，以男性青壮年多见。

本病属于中医"痹证"范畴，中医对本病早有认识和记载，《黄帝内经》中就有关于"痹证"的专论，汉代张仲景从实践中总结出了治疗历节病、风湿痹的甘草附子汤、乌头汤等，至今仍应用于本病临床。隋代巢元方在《诸病源候论·贼风候》中对本病证候作了明确描述："其伤人也，但痛不可得按抑，不可得转动，痛处体卒无热。"唐宋时期，治疗方法有较大的拓展，除内服药外，还广泛采用针灸、药酒、膏摩等法，宋代又扩充虫类药物，使疗效进一步提高。至金元时期，将本病另立痛风一名，对病因病机作了较深入的探讨，总结出本病的病因主要是以外邪（风、寒、湿）及损伤为主，其病机寒湿侵袭，邪阻滞经脉，气血运行不畅，不通则痛。

目前国内外对该病的治疗尚无公认的、有效的专药和特效的方法。我们常常选择综合疗法，坐骨神经痛急性发作期一般应卧床休息，睡硬板床，运动量不宜过大，在腰椎间盘突出缓解期和恢复期除平时服用药物和相应理疗措施进行治疗外，可以辅助运动疗法来辅助治疗，不仅可以增进疗效，还可以预防由于长期卧床可能引起的肌肉萎缩。具体运动

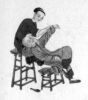

方法现举例如下：

【中医运动养生法】

（一）上身运动

（1）腹肌锻炼：也就是仰卧起坐。每次做 10 个，每天三次（可根据患者的体质来定，不可逞强）。

（2）交叉扭腰：两脚分开与肩宽，脚尖向内两臂伸直，一手在体侧，一手举过头顶。如果右手在上，先向左侧后方摆。左侧相反。与此同时，腰部也随之扭动，左右各 100 次。

（3）抱膝触胸：处于仰卧位，双膝屈曲，手抱住膝部，使尽量靠近胸部，然后放下，一上一下为一个动作，可持续 30 个。

（4）腰背肌锻炼：处于平卧，双膝弯曲放在床上，然后用力将臀部抬起，离开床面 10 厘米。

（二）下肢运动

（1）左右摆腿。站立位，双手扶墙，轮流向左右方向摆腿，摆动时足部不触地面。

（2）交替直腿上抬运动。仰卧位，轮流将左、右腿伸直后抬起，经常锻炼可逐渐提高抬举角度。

（3）踏自行车运动。仰卧位，两下肢像骑车般轮番踩踏，踩踏幅度可逐渐增加。

（4）正坐举腿。坐位，两腿紧靠或夹上一本厚书，直膝，脚跟着地，手握凳边，抬腿过脐，随即放下。开始时患腿未必抬得很高，坚持锻炼后患腿的抬高程度会逐渐增加。

（5）平坐推腿。坐位，足跟着地，足尖跷起，两手平放大腿上，随即向前弯腰，两手同时推向足部。初练时两手很难推到足部，坚持一段时间会收到良好的效果。

（6）蹲跳。双手扶凳，左腿屈膝下蹲，右腿尽量向右侧伸直，如此左右交替进行。

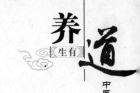

（三）全身运动

（1）俯卧位

①患者两下肢交替做后升上举动作。

②腹部垫软枕，两上肢外展将手握住床边，两下肢（或单肢交替）同时做后升上举动作。以后还可于踝部悬吊重量，做抗阻力性后升上举锻炼。

③姿势同上，两下肢固定不动，上身逐渐向后做背伸运动，熟练后，再于前臂悬吊重量，做抗阻力性背伸运动。

④两上肢向后伸，两下肢及上胸部同时离床，做背伸运动，维持数秒钟后恢复俯卧位，休息片刻，然后同法继续操练。

（2）仰卧法

①头和四肢支撑过伸法：即以头、双肘及双足为着力点，用力将躯干和下肢撑离床面做过伸锻炼。

②头和双足支撑过伸法：两上肢置胸前，以头和双足为着力点，用力将躯干和大腿撑离床面做过伸锻炼。

③双手和双足支撑过伸法：以两手掌和双足为着力点，部、胸部和大腿均离开床面做过伸锻炼，此操作比较困难，能力不支，不可强求。

下肢静脉曲张

下肢静脉曲张是一种较为常见的疾病，多见于长期从事体力劳动或站立工作的人，主要表现为下肢浅静脉扩张，伸长，迂曲，患肢可出现肿胀、沉重等症状，严重者常伴有小腿溃疡或浅静脉炎等并发症。

现代医学认为，本病的发病原因多与先天性静脉瓣膜功能不全和静脉壁薄弱及静脉内压力持久升高有关。静脉瓣膜功能不全的原因主要是静脉瓣膜缺陷。静脉瓣膜缺陷和静脉壁薄弱是全身支持组织薄弱的表现，与遗传因素有关。长时间的站立是静脉内压力持久升高的原因。

中医学认为，本病系气血瘀滞所致，瘀血阻滞经脉，不得通畅，不通则痛。如嗜贪辛辣刺激之品，湿热内生，加之长期站立，以致湿热下注，

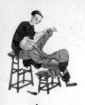
而使脉络气血运行受阻,淤结于下则为病。或久居阴凉、潮湿之处,或长期涉水作业,湿邪外袭,阻于经络,气血运行失畅,脉络瘀滞。或年老体弱,诸脏气虚,血脉不利,久淤不化,溃疡久治不愈。

下肢静脉曲张的治疗一般分为药物治疗和非药物治疗及手术治疗,运动是防治本病发生的最好方法,本病的发作期不宜运动,恢复期可适当运动,促进其血液循环,但运动的量和时间一定要循序渐进,也要适可而止,不可过度,要注意休息,否则会适得其反。下肢静脉曲张患者应避免举重、跳远、投掷等运动,可从事慢跑、自行车、散步、游泳等运动。

【中医运动养生法】

（一）下肢运动操

下肢运动操的基本动作包括抬腿运动(取直立位,然后双腿依次抬起、放下,每侧 10 次)、屈腿运动(取直立位,然后双手扶膝下蹲、起立,共 10 次)、摆腿运动(仰卧位,双腿伸直,抬起右腿约 45°,将其上下、左右摆动各 5 次,然后换左腿做同样动作)以及蹬腿运动(仰卧位,抬起右腿,屈膝,用力向前蹬,反复 10 次,然后换左腿做同样动作)等。早、晚各做 1 遍,运动时采取深吸气、自然呼气的方式,这样有助于静脉回流。

（二）按摩小腿

患者坐于床边或椅子上,将双腿架在另一张矮凳上,先按摩左腿,将左右手掌贴于小腿内外侧,从膝盖开始双掌夹住小腿往下推,推至踝下再往回拉,如此推拉反复按摩 100 次,然后换右腿按摩,按上法进行。将四指并拢,拇指分开,用手掌平推小腿血管曲张部位,来回反复推摩 30 次。用手捏住患腿的五个脚趾按捏 30 次。用手掌按摩足底部(以涌泉穴为中心),双足可交替进行,每次按摩 100 下。

痔　疮

痔疮是指人体直肠末端黏膜下和肛管皮肤下静脉丛淤血、扩张和屈曲所形成的静脉团,是最常见的肛肠疾病。以久坐办公的成人多见,本

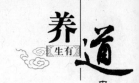

病发作时可见大便出血、肛周疼痛、直肠坠痛、肿物脱出、流分泌物等症状。

现代医学对此病的病因尚未完全明确，可能与多种因素有关，如遗传因素，缺乏运动，习惯性便秘，饮食不洁，喜食辛辣刺激性食物，活动量小，肠道炎症，妊娠等原因。

中医学认为，本病多因脏腑本虚，兼久坐久立，负重远行；或饮食失调，嗜食辛辣肥甘；或长期便秘、泻痢；或劳倦、胎产等均可导致肛肠气血不调，络脉瘀滞，蕴生湿热而成痔疾。

运动养生对痔疮的防治有着重要的意义，掌握运动养生的方法，可以增强血液循环，可以调和人体气血，促进胃肠蠕动，改善盆腔充血，防止大便秘结，改善肛门局部血液循环，以达到治病防病的目的。除了在痔疮发炎、剧烈疼痛期间不宜进行运动外，平时可根据自身情况，选择太极拳、跑步、游泳、健身操等项目进行锻炼，尤其是若能坚持提肛动作，可收到较好的效果。

【中医运动养生法】

（一）提肛运动

站立、坐位、卧位均可进行。吸气时，肛门用力内吸上提，紧缩肛门，呼气时放松。一提一松重复36次。可早晚各一次。

（二）痔疮防治操

预备姿势：仰卧位，两腿伸直，两臂自然放于体侧，双目微闭，以鼻呼吸，轻闭其口，身心放松。

（1）夹腿提肛：两腿交叉，臀部及大腿用力夹紧，同时肛门收缩用力上提，持续5秒钟左右，然后放松。重复做18次左右。

（2）仰卧屈腿挺身：两膝弯曲，两脚跟靠近臀部，两臂放于体侧，以脚掌和肩部支撑，臀部上抬，同时收缩肛门，持续5秒左右，然后还原，放松肛门。重复18次左右。

（3）两臂伸直从体侧上举，同时吸气，手掌举至头上时，吸气完成；然后两臂还原，同时呼气。重复此动作18次左右。

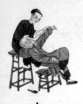

（三）站位操

预备姿势：站立位，两脚分开，与肩同宽，两臂自然下垂，目视前方，放松身心，摒除杂念。

（1）两腿交叉，吸气，同时收臀、夹腿、提肛；等气吸满后，两拳轻击小腹处，同时呼气。击腹18次左右。

注意：击打的力量要由轻到重，不可使用蛮力。若感到不适，应停止击打。孕妇及经期不可进行。

（2）两腿并拢，两臂自体前上举，举至头上方，掌心向上，同时脚跟提起，吸气；然后两臂自然下落，同时脚跟亦随之下落，同时呼气。重复此动作10次左右。

（3）两腿并拢，两膝微弯曲成半蹲状，同时两掌在膝前击响，然后吸气缩肛，保持5秒左右；然后呼吸，肛门放松，两膝伸直，还原。重复此动作10次左右。

慢性盆腔炎

慢性盆腔炎是妇科常见疾病之一，多是由急性盆腔炎治疗不及时或治疗不彻底引起的，是女性子宫内膜、输卵管、盆腔腹膜及周围结缔组织等的炎性病变。临床表现主要有下腹坠痛或腰骶部酸痛、有时伴有肛门坠胀不适、月经不调、带下增多。部分患者可有全身症状，如低热、易于疲劳、周身不适、失眠等。

现代医学认为，本病发病率高，易反复发作，经久不愈，主要跟下生殖道感染、阴道微生态改变、不洁性活动、经期卫生不良、感染等因素有关。

本病隶属于中医学"带下"、"癥聚"等范畴。中医学认为，慢性盆腔炎的病因主要分为六淫侵袭、饮食不节、七情所伤、劳伤（包括房劳），其病位在于胞宫、胞脉、胞络，病性多为虚实夹杂、气血失调、涉及的主要脏腑有肝、脾、肾、心、胃、小肠。

本病的治疗，主要分为药物治疗、物理治疗、手术治疗及综合治疗等

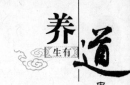

几种方法。运动作为其中方法之一，它可加强腹肌和骨盆底肌肉的活动，改善盆腔血液和淋巴液的循环，促使其浸润物消散，缓解或解除盆腔结缔组织的粘连，促进炎症的消除。

【中医运动养生法】

（一）站位运动

预备姿势：站立位，两脚分开，与肩同宽，两臂自然下垂，目视前方，放松身心，摒除杂念。

（1）两手握拳轻轻捶打腰骶部，每次持续进行3分钟左右。

（2）上身前屈，同时两臂伸直向下尽量触摸地面，然后还原。此动作重复18次左右。

（3）两手叉腰，两腿交叉，两膝弯曲，臀部尽量向下蹲，然后轻轻站起来，一蹲一起。重复做18次左右。

（二）卧位运动

预备姿势：仰卧位，两腿伸直，两臂自然放于体侧，双目微闭，以鼻呼吸，轻闭其口，身心放松。

（1）两腿伸直上抬至与床面呈45°左右，两腿同时向左右外展至最大限度，然后收回，还原，休息片刻。重复进行此动作18次左右。

（2）两腿屈膝支撑，腹部、髋部向上挺，同时收臀提肛，停留数秒后还原。重复此动作8次左右。

（3）两腿屈曲，两手放于膝盖处，用力向下挤压下腹部，然后将腿伸直，还原。重复此动作18次左右。

痛　经

痛经又称"经行腹痛"，是指女性在月经期间或月经前后，出现小腹疼痛，或腰部酸痛，或伴有头痛、恶心、呕吐、腹泻等其他不适的一种常见的妇科疾病，可不同程度地影响女性的工作和生活质量。

现代医学将痛经分为原发性和继发性两种。原发性系指生殖器官无明显异常者；后者多继发于生殖器官的某些器质性病变，如子宫内膜

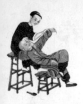

异位症、子宫腺肌病、慢性盆腔炎、子宫肌瘤等。本病的发生常与多种因素相关,如子宫颈管狭窄使月经外流受阻,子宫发育不良,子宫的过度收缩,精神、神经因素,遗传因素,内分泌因素,妇科病如子宫内膜异位症、盆腔炎、子宫腺肌症、子宫肌瘤等。

中医认为,痛经的发生主要与冲、任二脉以及胞宫的周期生理变化密切相关,与肝、肾二脏也有关联。如若经期前后冲任二脉气血不和,脉络受阻,导致胞宫的气血运行不畅,"不通则痛";又如胞宫失于濡养,"不荣则痛"。此外,痛经的发生还与情志不调、气血虚弱、肝肾不足等因素相关。

痛经的治疗,主要是对症治疗,以止痛,镇静为主,近年来常采用综合治疗包括精神疏导、运动养生、中药、西药与针灸治疗等。运动养生疗法,对本病的防治,具有重要的意义,通过运动,可以调节人的神经系统功能增强新陈代谢,促进盆腔的血液循环,防治子宫淤血,从而达到治疗痛经的目的,这里介绍的运动方法是针对原发性痛经而论,痛经的运动训练可选择在经期过后到下次月经之前练习。

【中医运动养生法】

(一)保健操

(1)仰卧:每天坚持2～3次并腿仰卧,双膝稍屈起,做腹式呼吸20次。腹式呼吸是吸气时胸部不扩张腹部隆起,呼气时胸部不收缩而腹部收缩凹陷。

(2)直立:屈膝下蹲,再立起,这样做20次,每天坚持3回。

(3)直立:脚跟提起,再放下。脚跟提起如穿高跟鞋一样,脚跟放下时如穿平底鞋一样,每回做20次,每天坚持3回。

(4)仰卧:左右两腿轮流提腿屈膝20次,屈膝时膝盖尽量接触到下颌,每天坚持2回。

以上活动较轻松简单,对于改善盆腔血液循环、增加腹肌力量、纠正子宫位置是有益的。

(二)保健功

双手搓热掌心后分别贴于后腰部,并上下按摩50次,摩至局部温热为止,随后掌心仍贴腰部3分钟,做时宜心静体松神注。动作柔和,意识要和动作一致,不宜过猛,呼吸自然,在意识导引下逐步将动作和呼吸配合协调。动作次数由少到多,根据个人体力而定,每天可做3回。

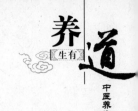
主要参考文献

［1］郭海英.中医养生学.北京:中国中医药出版社,2009.

［2］徐月英,刘进.中医运动养生.沈阳:辽宁科学技术出版社,1996.

［3］国家体育总局.二十四式太极拳.北京:人民体育出版社,2000.

［4］国家体育总局健身气功管理中心.健身气功:易筋经、五禽戏、六字诀、八段锦.北京:人民体育出版社,2005.

［5］曾复胜,杨有为.运动疗法防治百病.北京:中国青年出版社,1997.